药食同源
饮食宜忌速查

史成和 / 北京大学第三医院中医科主任医师、医学博士
主编

U0336257

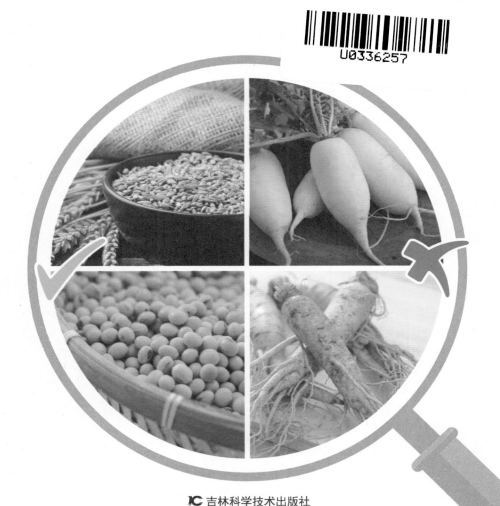

吉林科学技术出版社

图书在版编目（CIP）数据

药食同源饮食宜忌速查 / 史成和主编 . -- 长春：
吉林科学技术出版社，2017.11
ISBN 978-7-5578-3411-1

Ⅰ．①药… Ⅱ．①史… Ⅲ．①食物疗法 Ⅳ．
① R247.1

中国版本图书馆 CIP 数据核字（2017）第 261149 号

药食同源饮食宜忌速查

YAOSHI-TONGYUAN YINSHI YI-JI SUCHA

主　　编　史成和
出 版 人　李 梁
责任编辑　孟　波　宿迪超
封面设计　杨　丹
制　　版　悦然文化
开　　本　710 mm×1000 mm　1/16
字　　数　260千字
印　　张　16
印　　数　1-7 000册
版　　次　2017年11月第1版
印　　次　2017年11月第1次印刷
出　　版　吉林科学技术出版社
发　　行　吉林科学技术出版社
地　　址　长春市人民大街4646号
邮　　编　130021
发行部电话/传真　0431-85635176　85651759　85652585
　　　　　　　　　　　　　　85635177　85651628
储运部电话　0431-86059116
编辑部电话　0431-85610611
网　　址　www.jlstp.net
印　　刷　长春新华印刷集团有限公司
书　　号　ISBN 978-7-5578-3411-1
定　　价　45.00元

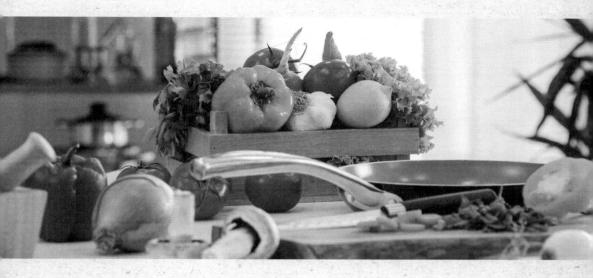

中医学自古以来就有"药食同源"的理论。这一理论认为：很多中草药，既可以作为治疗疾病的药物，同时也是很好的食品。我们日常生活中的很多食物，如蔬菜、水果、谷物等，也都同时具有食与药两方面的性能。

"饮食宜忌"其实就是该吃什么，不该吃什么。食物配对，营养翻倍；食物配错，等于浪费！再好的食物，也需要正确的饮食搭配，否则可能吃了也白吃，甚至有吃出疾病的风险。因此，在大家日常的饮食中，要根据食物的性味归经及营养成分来合理选择和搭配食物，还要考虑到季节、个人体质、年龄、疾病等情况。

日常生活中，小孩吃什么健康又聪明？养肝补肾吃什么效果好？不同人群有什么不同的饮食宜忌？为了方便大家学习这些方面的知识，按照正确的科学理论来搭配食物，我们特别编辑了此书。

本书重点介绍了大家常见，又具有极高营养价值的食物，包括蔬菜、水果、坚果、谷物、肉类、水产、中药等，基本涵盖了我们日常饮食的种类。除了介绍每种食物的营养成分，还提供了各自的搭配宜忌、饮食宜忌及保健功效、烹饪窍门等。此外，还推荐了身体调养，常见疾病调养，不同人群、四季的饮食宜忌，让大家能根据自己和家人的身体状况选择适合的食物，趋宜避忌，更好地调理身体。

希望大家看了此书，能养成健康的饮食习惯，吃得聪明，吃得科学，为您和家人带来健康的三餐和快乐的生活！

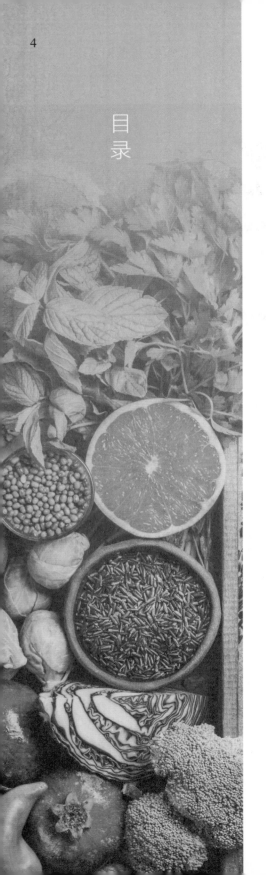

目录

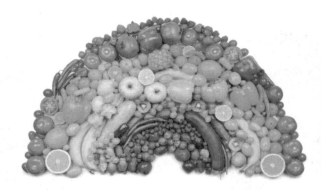

绪论 健康常识宜忌　保卫你的舌尖安全

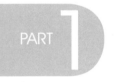 **PART 1**

揭开食物
相克的真相

家常食材饮食宜忌
吃对食物护健康

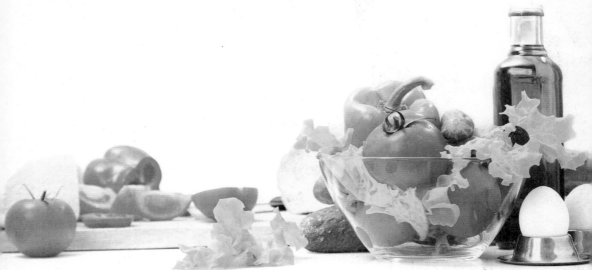

6

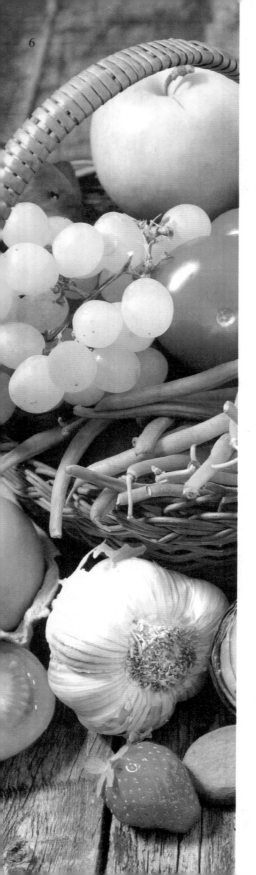

水果类

水产类

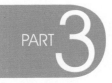

养生调养饮食宜忌
吃喝调养都兼顾

常见病饮食宜忌
吃对食物减少病痛

不同人群饮食宜忌
吃对食物养生强体

四季养生饮食宜忌
应季养生守健康

附录 对症饮食宜忌速查表

健康常识宜忌
保卫你的舌尖安全

食物的五性

　　食物的五性，是指食物的寒、凉、温、热、平的性质，是指食物进入人体后，对人体功能产生寒、凉、热、温等不同的反应和效果，寒热偏性不明显的，为平性。此五种性质统称"五性"。了解食物的五性，才能更好地饮食。

寒

功效： 有清热、泻火、生津、解暑、解毒的功效，适合阳气旺盛、偏热体质或热证者食用。

代表食物： 苦瓜、番茄、蕨菜、竹笋、莲藕、荸荠、甘蔗、柿子、桑葚、梨、猕猴桃、火龙果、甜瓜、紫菜、海带、螃蟹、蛤蜊、田螺。

凉

功效： 有清热、利水、解毒的功效，适合阴虚、阳气旺盛、偏热体质或热证者食用。

代表食物： 小米、大麦、小麦、荞麦、薏米、绿豆、豆腐、鸭蛋、茄子、白萝卜、黄瓜、冬瓜、丝瓜、茭白、空心菜、绿豆芽、菠菜、苋菜、芹菜、香菇、橘子、橙子、西瓜、苹果、鸭肉、兔肉。

温

功效： 有温中散寒、助阳、暖胃的功效，还能增强体力、强健身体，适合偏寒体质、阳虚畏寒或寒凉病证者食用，也适合秋季温补食用。

代表食物： 糯米、高粱米、鹅蛋、小茴香、香菜、南瓜、桂圆、木瓜、石榴、乌梅、栗子、红枣、核桃仁、杏仁、鸡肉、牛肉、羊肉、狗肉、鳝鱼、鲢鱼、虾、海参。

热

功效： 有明显的驱寒暖身功效，比温性食物更容易令人产生温热作用，适合寒性体质人群食用。

代表食物： 辣椒、韭菜、蒜苗、蒜薹、大蒜、大葱、生姜、荔枝、樱桃、鳟鱼。

平

功效： 有开胃健脾、强壮补虚的功效，一般体质及寒凉、热性病证的人都可食用。

代表食物： 大米、玉米、花生仁、黄豆、红豆、黑豆、鸡蛋、牛奶、土豆、芋头、莲子、榛子仁、芡实、香菇、银耳、黑木耳、白菜、荠菜、卷心菜、胡萝卜、洋葱、李子、无花果、葡萄、牛肉、猪肉、鹅肉、黄鱼、鲳鱼、青鱼、鲤鱼、鲫鱼、泥鳅。

食物的五味

　　食物的五味，就是食物的酸、辛、苦、咸、甘五种味道。在这五味之外还有淡味和涩味，习惯上把淡味附于甘，把涩味附于咸。

　　不同的食物性味，对人体的作用有明显区别。食物由于五味不同而各归其经，即酸入肝，辛入肺，苦入心，咸入肾，甘入脾。因此我们只有对"五味"有了全面的认识，才能在饮食中吃得更合理、更科学、更健康。

酸

对应器官：肝
功效：酸味收敛、固涩，食用酸味食物可以增进食欲、开胃健脾，增强肝脏功能，提高钙、磷的吸收率，但是如果过多食用会伤及筋骨。
代表食物：橙子、桃、李子、柠檬、橄榄、山楂、芒果、葡萄、柚子、橘子、乌梅、杏、醋。

辛

对应器官：肺
功效：辛味宣散、行气、通血脉，食用辛味食物可以促进胃肠蠕动，增加消化液分泌，提高淀粉酶的活性并促进血液循环和新陈代谢。但过多食用容易伤及津液，导致上火。
代表食物：辣椒、姜、葱白、白萝卜、紫苏、茴香、桂皮、白酒及药酒、胡椒。

苦

对应器官：心
功效：苦味能清热泻火、降火气、除烦躁、解毒消炎、健胃开脾，还具有抗菌、抗病毒的作用。但不能过多食用，否则容易引起消化不良。
代表食物：苦瓜、苦菜、百合、银杏、蒲公英、杏仁、金银花、茶叶。

咸

对应器官：肾
功效：咸味食物含有丰富的矿物质，能祛痰、补肾、泻下通便、软坚散结，可治大便干结等症。但过多食用会导致高血压、动脉粥样硬化等症。
代表食物：苋菜、海带、紫菜、海参、海蜇、蟹肉、蛤蜊、螺、鸭肉、猪肉。

甘

对应器官：脾
功效：甘味补益、强壮，凡虚证者都适宜食用，如气虚、阴虚、阳虚等，还能消除肌肉紧张，但过多食用容易发胖。
代表食物：薏米、黑木耳、丝瓜、黄瓜、南瓜、白菜、糖、芹菜、蜂蜜。

食物的五色

　　饮食中的五色是指食物的五种天然颜色，即白、黄、红、绿、黑。中医认为，人体心、肝、脾、肺、肾五脏分别对应不同的食物颜色，红色养心，绿色养肝，黄色养脾，白色养肺，黑色养肾。

白

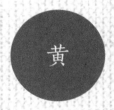

黄

白色食物
　　指的是米、奶、蛋、鱼类及蔬果中的瓜类、果实、笋类等。

对应器官：肺

功效
　　白色食物具有润肺的功效，常食白色食物对调节视力与安定情绪有一定的作用，对于高血压、心脏病患者益处也颇多。

代表食物
　　鸡肉、鱼肉、大米、糯米、土豆、山药、莲子、面粉、杏仁、洋葱、冬瓜、竹笋、茭白、莲藕、牛奶、豆腐、豆浆、豆皮、鸡蛋、梨、荔枝、椰子、银耳、白萝卜、白糖、百合。

中医认为，白萝卜味辛甘，
性凉，入肺胃经，有很好的
润肺止咳功效。

黄色食物
　　多为五谷根茎类、豆类和黄色蔬果。

对应器官：脾

功效
　　黄色食物的最大优势是富含维生素 A、维生素 D。维生素 A 能保护胃肠黏膜，防止胃溃疡、胃炎等疾病发生；维生素 D 可促进钙、磷两种矿物元素的吸收，壮骨强筋。

代表食物
　　薏米、燕麦、糙米、花生仁、黄心甘薯、南瓜、黄花菜、玉米、韭黄、黄豆、柠檬、菠萝、香蕉、橙子、木瓜、柑橘、枇杷、甘蔗、蜂蜜。

南瓜中含有丰富的胡萝
卜素和维生素 C，可以
健脾，预防胃炎。

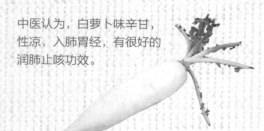

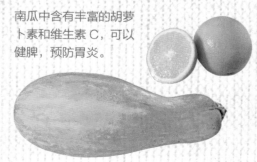

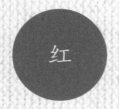

红

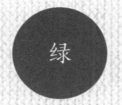

绿

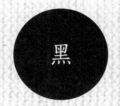

黑

红色食物

指偏红色、橙红色的蔬菜、水果及各种畜类的肉及肝脏等。

绿色食物

指各种绿色的新鲜蔬菜、水果，其中以深绿色的叶菜最具代表性。

黑色食物

以黑色菌菇类、海藻类为主。

对应器官：肾

对应器官：心

对应器官：肝

功效

黑色食物含丰富的氨基酸和矿物质，有补肾、养血、润肤的功效，还具有保健养颜、抗衰防老的功能，故又有"长寿食品"之称。

功效

红色食物大都含有胡萝卜素，而胡萝卜素与红色食品中的其他营养物质一起，能增强人体细胞活性，因此，多吃红色食品能提高人体预防和抵抗感冒的能力及活血化瘀；红色食物富含天然铁质，如樱桃、红枣、牛肉、猪肝等都是贫血患者的天然良药，也适合女性经期失血后滋补。

功效

绿色食物以蔬菜居多，含有丰富的维生素C，而维生素C有助于增强身体抵抗力和预防疾病。对于工作紧张、长时间操作电脑和吸烟的人来说，应适量加强维生素C的摄入。绿色食物还能提供各种维生素和膳食纤维等，可促进排毒、润肤美容。

代表食物

黑米、黑芝麻、黑木耳、黑豆、紫菜、海带、乌鸡、香菇、黑枣、桑葚、皮蛋、豆豉、乌梅、酱油、陈醋、黑海参、墨鱼。

代表食物

牛肉、羊肉、猪肉、猪肝、胡萝卜、红辣椒、红甜椒、红苋菜、茄子、红紫苏、枸杞子、山楂、番茄、西瓜、红苹果、红枣、柿子、草莓、樱桃、李子、葡萄、紫山药、红豆、红心甘薯、红酒。

代表食物：

菠菜、空心菜、芥蓝、茼蒿、小油菜、西兰花、青椒、韭菜、葱、丝瓜、黄瓜、苦瓜、青豆、豌豆、芦笋、香瓜、番石榴、猕猴桃。

芝麻不宜整粒吃，因为芝麻外面有一层稍硬的膜，只有把它碾碎，其中的营养素才能被吸收。

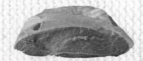

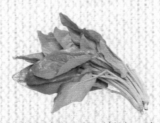

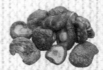

牛肉较硬，咀嚼有困难者不宜用大块牛肉。

菠菜嘌呤含量相对较高，痛风急性发作期不宜食用。

香菇维生素D含量高，且香味浓，适宜选择。

不同体质，养生有侧重

中医将体质分为九种：平和体质、气虚体质、阳虚体质、阴虚体质、痰湿体质、湿热体质、瘀血体质、气郁体质、特禀体质。生活中，大多数人都是两种或两种以上的复合体质。不同的食物有不同的养生功效，适合于不同的体质，只有根据自己的体质特征选择合适的食物，才可获得营养加倍的效果。

平和体质

特点

肤色润泽，精力充沛，睡眠好，对疾病抵抗力强；是健康体质。

饮食原则

在饮食上要有节制，合理搭配饮食，不偏食，不暴饮暴食；避免吃过冷、过热或不干净的食物，少吃油腻、辛辣的食物。

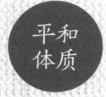
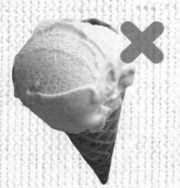

气虚体质

特点

平常语音低弱，常会感到疲劳乏力、精神不振，易出汗，脾肺功能较弱，身体抵抗力差，易患感冒，或生病了不易痊愈，或易出现内脏下垂的症状。

饮食原则

应适当增加益气健脾的食物，如山药、糯米、小米、鸡肉、香菇、红枣、蜂蜜、牛肉等；忌吃萝卜、空心菜等破气、耗气的食物；忌食冷饮、啤酒、冰镇西瓜等生冷寒凉食物和油腻、辛辣食物。

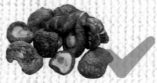

阳虚体质

特点

平时畏寒怕冷，手足不温，喜热饮食，舌淡胖嫩；新陈代谢不畅通，会出现肥胖、糖脂代谢紊乱等一系列代谢性疾病。

饮食原则

要适当多食用性属温热、具有温阳散寒作用的食物，如荔枝、桂圆、腰果、姜、韭菜、辣椒、牛肉、狗肉、花椒等；少吃性质寒凉的食物，如萝卜、豆腐、苦瓜、荸荠、西瓜、绿豆、海带、螃蟹等；尤其要避免食用从冰箱里直接拿出来的食品。

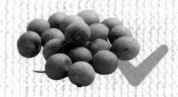

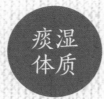

阴虚体质

特点

特别容易上火，手心、脚心会莫名地发热、发烫、发汗，而且情绪波动大，睡眠时间短。易患结核病、失眠、肿瘤等疾病。

饮食原则

宜吃甘凉滋润、生津养阴的食物，但要注意不能过量，以免伤及脾胃。甘凉滋润、生津养阴的食物有小麦、大米、小米、玉米、荞麦、黑芝麻、鸭肉、鸭蛋、荸荠、甲鱼、银耳、黑木耳、白菜、番茄、菠菜、黄瓜、苦瓜、丝瓜、紫菜、葡萄、梨、猕猴桃、柚子、西瓜等；慎食辛辣刺激性食物、煎炸食品及脂肪、糖类含量过高的食物，防止耗伤阴津、助热生痰，加重阴虚。

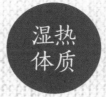

痰湿体质

特点

易发胖，身体比较笨重，不喜欢喝水，对潮湿环境适应能力较差；易患糖尿病、单纯性肥胖、脂肪肝、月经不调等疾病。

饮食原则

应该多吃富含蛋白质的食物和新鲜蔬菜、水果；忌吃高脂肪、高糖的高热量饮食，晚上或睡前忌吃甜点；避免吃冷饮、海鲜等寒凉生冷食物及狗肉、羊肉、桂圆等温热助湿的食物。

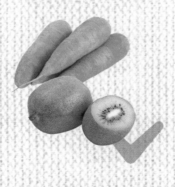

湿热体质

特点

面垢油光，口苦口干，大便黏滞不畅或燥结，男性易阴囊潮湿，女性易白带增多；对潮湿或气温偏高的环境较难适应；易患皮肤病、肝胆疾病和泌尿生殖系统疾病。

饮食原则

要适当多吃蛋白质含量高的食物和蔬菜、水果；少吃高热量、高脂肪、高胆固醇的食物，如甜食、肥肉、动物内脏等；少食甘温油腻及烧烤、煎炸的食物。

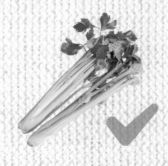

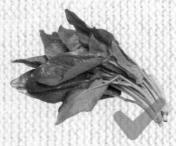

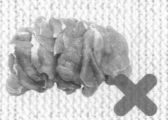

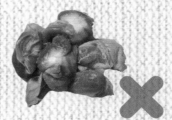

瘀血体质

特点

肤色晦暗，色素沉着，容易出现瘀斑；口唇黯淡，舌黯或有瘀点，舌下脉络紫黯或增粗；健忘、易烦躁；易患以疼痛为主要表现的疾病以及肿瘤包块等。

饮食原则

饮食应多样化，不要偏食，经常吃些胡萝卜、香菜、荠菜、姜、橘子等具有理气活血功效的蔬菜和水果；忌吃寒凉生冷的食物，以免血液寒凝，造成血行不畅。寒凉生冷的食物有各类冷饮、生拌凉菜、螃蟹、田螺、梨、西瓜、黄瓜、柚子、荸荠等。

气郁体质

特点

精神抑郁，以性格内向为主，对精神刺激的适应力较差，不喜欢阴雨天气；易患抑郁症、慢性胃炎、慢性咽喉炎、痛经、偏头痛、乳腺增生等病症。

饮食原则

应采用低脂高纤的饮食，能疏肝理气，并促进血液循环；节制高脂肪的食物，膳食宜清淡，少吃盐和辛辣刺激的食物，多吃谷类、豆类及新鲜蔬菜和水果；少食酸涩收敛的食物，如南瓜、泡菜、石榴、酸枣、李子、柠檬等。

特禀体质

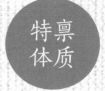

特点

先天失常，包括过敏体质、患遗传性疾病体质、患胎传性疾病体质。特禀体质的人对外界环境适应能力差，易患哮喘、荨麻疹、花粉症及药物过敏等症。

饮食原则

要注意营养平衡，适当增加摄入牛奶、淡水鱼、豆制品及新鲜蔬菜、水果，避免吃海鱼、虾、蟹等易引起过敏的食物及含有添加剂的蜜饯、糖果等食物。另外，注意避免饮酒和食用过于生冷、酸咸、油腻的食物。

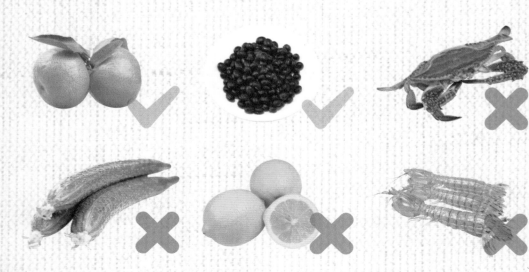

PART 1

揭开食物相克的真相

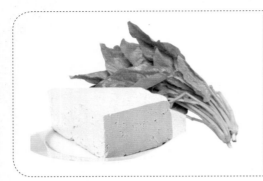

菠菜 + 豆腐 = 结石？

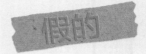

普遍认为

菠菜和豆腐不能一起吃，因为菠菜中含有大量的草酸，而豆腐是用石膏或卤水点的，含有大量的钙，两者一起搭配食用时，草酸与钙可结合形成草酸钙，这样不仅浪费了豆腐中的钙，同时还可能导致肾结石。

实际上这是不科学的

首先，可以确定的是，草酸遍布于自然界，它以草酸盐的形式存在于几乎所有植物中，尤其是带涩味的食物，含量更多一些。此外，草酸也是体内代谢的产物，即使不吃菠菜，不吃所有含草酸的食物，体内也会存在草酸，吃豆腐时仍有形成草酸钙的可能。

其次，草酸怕热，100℃时开始升华，125℃时迅速升华，157℃时大量升华并开始分解。如果将菠菜用沸水焯烫，会大大减少草酸的含量，再与豆腐一起炒，形成草酸钙的可能性大大降低。

搭配还能补钙健骨

钙与草酸结合形成无法吸收的沉淀物，会从肠道中排出，并不会给人体带来影响，草酸被吸收入血反而会加大体内形成结石的风险。菠菜中丰富的钾、镁和维生素 K 等营养素，会促进钙的利用，减少钙的排泄以及促进骨钙的形成，提高补钙的效果，两者一起搭配食用，正是补钙健骨的绝配。

所以，经过适当的焯烫处理，除掉多余的草酸，两者是可以搭配食用的，各种威胁的言论是站不住脚的。

菠菜豆腐搭配，加点虾仁，做成汤，富含优质蛋白质，帮助提高免疫力。

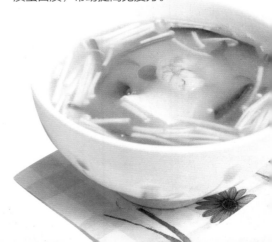

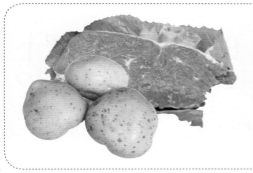

土豆 + 牛肉 = 肠胃病?

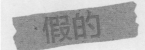

普遍认为

土豆和牛肉被消化时所需的胃酸浓度不同，两者一起食用后，会延长食物在胃中的滞留时间，增加胃肠消化吸收的时间，易出现胃胀、消化不良等肠胃功能紊乱情况，长期食用甚至可能引发慢性胃炎。

搭配吃反而能提升营养价值

首先，土豆所需的胃酸浓度确实低于牛肉，更准确地说应该是低于所有的肉类。不同的食物或营养成分消化所需的时间也是不同的。

水果	0.5 ~ 1 小时
蔬菜	0.5 ~ 2 小时
谷物	1.5 ~ 3 小时
蛋白质类	1.5 ~ 4 小时
脂肪	2 ~ 4 小时
混合物	2 ~ 4 小时

其次，任何食物都会改变胃酸的浓度，只要浓度降低，胃酸就会再分泌出来，而不是分别根据每种食物的消化难易度来分泌相应浓度的胃酸参与消化。

再者，胃在消化食物时并不分先后，而是在胃的收缩、研磨之下，所有食物会和胃液搅拌混合形成食糜，然后被逐步推进直肠。

土豆烧牛肉是糖类、蛋白质和脂肪的混合物，就跟我们一顿饭里，吃了主食又吃了蔬菜、鱼、肉一样，都在胃的正常工作能力范围内，两者搭配不但没有影响胃肠吸收的可能，反而在营养上起到相互补充的作用。

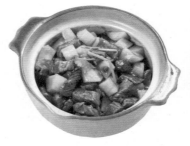

土豆中的维生素 C 可以促进钙的吸收，搭配牛肉食用既可以补钙，又可以强健身体。

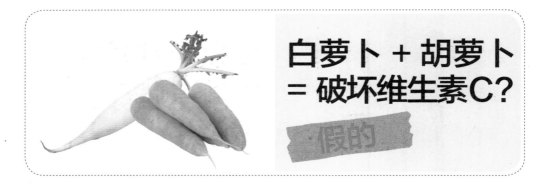

白萝卜 + 胡萝卜
= 破坏维生素C?

假的

普遍认为

白萝卜中富含维生素C，但胡萝卜中却含有一种"抗坏血酸分解酵素"，它会破坏维生素C，使其中的维生素C丧失殆尽，常食甚至会导致坏血病。不仅是白萝卜，胡萝卜在与所有含维生素C的蔬菜搭配烹调时，都充当了维生素C破坏者的角色。除胡萝卜外，黄瓜、南瓜等蔬菜中也含有这种"抗坏血酸分解酵素"。

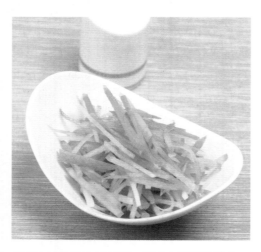

胡萝卜和白萝卜凉拌时，胡萝卜最好先焯水，热处理能促进 β - 胡萝卜素的释放，然后再加入适量香油。

完全不可信

首先，白萝卜中的维生素C含量极高，这是没错的。

其次，所谓的"抗坏血酸"，实际就是维生素C的化学名称，所谓"酵素"是"酶"在日本等国家和地区的叫法。至于"抗坏血酸分解酵素"或"抗坏血酸分解酶"，这种物质是并不存在的，应该是"抗坏血酸氧化酶"的误解。

再说，"抗坏血酸氧化酶"是一种蛋白质，在很多（包括富含维生素C的）植物中都有，其活性不是很强，通常会在植物受到伤害时被激活，遇热（60℃左右）就会丧失一半活性，更何况它被吃到肚子里消化液也会马上停止它，最终变成氨基酸被人体吸收。

所以白萝卜和胡萝卜同吃并不存在维生素C被破坏的可能，至于会导致坏血病的说法就更是完全不可信了。

当然，如果实在不放心，可以将胡萝卜先炒片刻或略加焯烫后，再加入白萝卜即可。

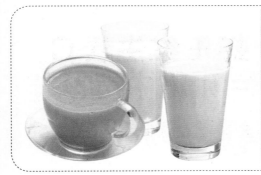

牛奶 + 果汁 = 降低牛奶营养?

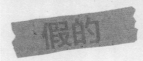

普遍认为

牛奶与果汁相克。果汁属于酸性饮料，能使牛奶中的蛋白质凝结成块，影响吸收，从而降低牛奶的营养。

反而更容易帮助消化

实际上，凝块是食物内部膨胀的结果，食物膨胀后会产生很多细微的孔洞，这些孔洞能够使分解蛋白质的酶进入其内部，从而增加了酶与蛋白质的作用面积，使食物更容易被消化和吸收。

其他类似搭配不宜的说法

牛奶不宜空腹饮用，因其中的蛋白质会在胃酸的作用下白白浪费掉；豆浆中也含有丰富的蛋白质，与柑橘类水果或果汁一起食用，会导致其中的蛋白质沉淀，因此两者也不宜一起食用。

同果汁不宜与牛奶搭配的说法一样，这些说法都是没有科学道理的。

喝牛奶的注意事项

牛奶虽然营养丰富，对身体健康有多种好处，但也不是人人都适宜喝。

乳糖不耐受者宜少喝或不喝。有些人体内严重缺乏乳糖酶，牛奶摄入体内后，其中的乳糖无法被转化吸收利用，易造成腹胀、腹痛、排气和腹泻等症状。因此，这类人群喝牛奶最好控制在每日200毫升以下，或者不喝。

乳糖酶缺乏症、缺铁性贫血、胰腺炎、胆囊炎患者不宜饮用牛奶；脾胃虚寒易泻、痰湿积饮者宜慎食牛奶。

反流性食管炎患者不宜喝牛奶。牛奶有降低下食管括约肌压力的作用，从而会增加胃液或肠液的反流，加重食管炎。

经常接触铅者不宜喝牛奶。因为牛奶中的乳糖能够促进人体对铅的吸收积蓄，易引起铅中毒，因此经常接触铅的人不宜饮用牛奶。

总之，牛奶和果汁是可以放心一起食用的。

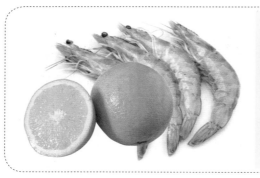

虾 + 维生素 C = 砒霜中毒?

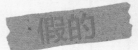

假的

普遍认为

虾与番茄、辣椒等维生素 C 含量较高的食物同食，可导致三价砷中毒，即砒霜中毒。

中毒原理

虾、蟹等海产品中，都存在着一些无毒的五氧化二砷，即五价的砷元素，这种物质无毒无害，但是，维生素 C 是一种强还原剂，当两者相遇时，就会生成有毒的三氧化二砷（俗名砒霜）。

虾仁搭配胡萝卜、豌豆、山药一起炒，对保护视力、提高免疫力都有好处。

那么砒霜真的可以从虾与维生素 C 中间产生、砒霜中毒真的很容易发生吗?

理论上有这种可能性，但实际上，真的要引起中毒的话，是天方夜谭。

吃多少会致命

砒霜	100 毫克
三价砷	75 毫克
虾	150 千克

实际上，砷元素超标的虾，是不能够上市销售的。

表格中的 150 千克虾，是按照合格虾产品砷含量的最高许可值计算的。

也就是说，一般我们在正规市场上买到的虾，我们要一次吃下 150 千克，才能达到中毒的剂量。而生活中，没有人能一次吃这么多虾。

所以，虾和维生素 C 搭配容易砒霜中毒是假的。

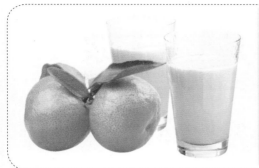

牛奶 + 柑橘 = 影响蛋白质吸收?

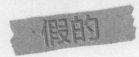
假的

普遍认为

牛奶不宜和柑橘类等含有机酸的水果或果汁一起饮用或食用，一个实验可以说明这点：在牛奶中加上几勺果汁，牛奶会凝结成块。对此，有解释说，这是因为牛奶中 80% 的蛋白质为酪蛋白，当酸碱度在 4.6 以下时，大量的酪蛋白便会变性发生凝集、沉淀，从而影响牛奶的消化与吸收，严重者还可能导致消化不良或腹泻、腹痛等症。

理论站不住脚

1 牛奶遇酸后沉淀是牛奶中酪蛋白的基本性质，属于基本反应，酸奶和奶酪的凝冻就是牛奶蛋白质在乳酸作用下沉淀的结果。

2 牛奶的沉淀并不影响消化，就算牛奶不搭配果汁或者其他酸性的饮品一块喝，进入胃中后，遇到胃酸（属强酸，PH 值在 1 ~ 3 之间，比果汁的酸度高若干倍）还是会沉淀，这是

蛋白质消化吸收的必然过程，会更有利于牛奶的消化吸收。

3 即便有极少数人食用后出现不良反应，那也只是属于特例，可能是对某种食物过敏或不适应，不能因此就断定这两种食物不能一起搭配食用。

两者是可以搭配的

事实上，牛奶富含优质蛋白质、钙、维生素 A、B 族维生素等，柑橘类水果富含糖类、膳食纤维、维生素 C、钾等，两者一起搭配会使营养更丰富、更全面。

橘子去皮，分瓣，除子，切块，和牛奶一起放入榨汁机中，就是美味的橘子牛奶。需要控制体重的人可以选择脱脂牛奶。

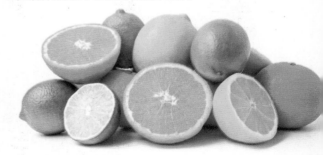

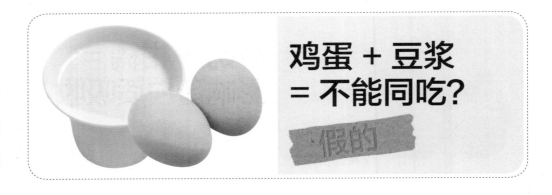

鸡蛋 + 豆浆
= 不能同吃？

假的

普遍认为

很多人认为，鸡蛋富含动物蛋白，豆浆富含植物蛋白，同时食用会起到互相抵消的作用。

还有种说法，豆浆性平味甘，含植物蛋白、脂肪、糖类、维生素、矿物质等很多营养成分，单独饮用有很强的滋补作用，但其中有一种特殊物质叫胰蛋白酶，与蛋清中的卵松蛋白相结合，会造成营养成分的流失，降低二者的营养价值。

没有科学依据

实际上，胰蛋白酶和卵松蛋白是需要吃很多鸡蛋、喝很多豆浆才能结合成有害物质的。就是说理论上说得通，但实际上不太可能。

只要将两者充分加热、煮熟，是可以放心食用的。

所以，只要鸡蛋彻底煮熟，豆浆也加热透，是可以同时食用的。

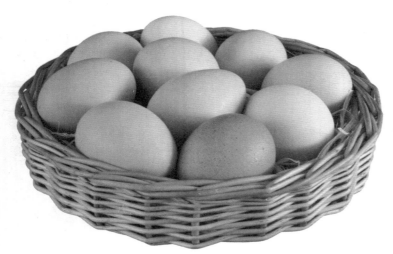

不要吃未煮熟的鸡蛋。未熟透的鸡蛋中含有抗胰蛋白酶，食后不仅影响蛋白质的消化、吸收，还容易感染致病菌。

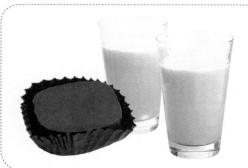

牛奶 + 巧克力 = 缺钙？

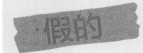

假的

普遍认为

牛奶和巧克力同吃，会产生草酸钙，破坏钙质，影响吸收，导致毛发干枯。

为什么会有这种说法

巧克力含草酸，牛奶含钙质。两者相遇，草酸会跟钙结合，产生草酸钙，而且草酸钙不太溶解于水，人体不能吸收，会把它排出去，就把我们身体里珍贵的钙给带走了，所以说牛奶和巧克力同吃会导致人体缺钙。

草酸可能会形成结石

其实生活中很多食物都含有草酸，人们吃进去以后，草酸会溶于水，跟随人体的水分进入血液循环，由于草酸是人体不需要的物质，在血液里走一圈，也没有被吸收，最后来到肾脏，准备随尿一同排出。

然而这个时候，由于之前通过各种食物陆续进入人体的钙质也要通过肾脏来吸收，因此，两者在肾脏相遇，它们相互反应，生成了不溶于水的草酸钙沉淀，如果沉淀长期慢慢积累，就会在肾脏里面形成结石，这才是草酸真正可怕的地方。

巧克力不是高草酸食物

实际上，巧克力并不是草酸含量高的食物。在我国的食物成分表上和其他资料上，并没有巧克力的草酸含量。其实，一般含草酸高的食物，都会在食物成分表上有所记载，而巧克力并没有记载，这说明它的草酸含量相当低，甚至是没有。

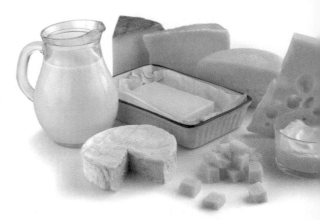

牛奶不宜空腹饮用，最好先吃些东西，以降低乳糖浓度，才可促进营养素的吸收。

也就是说，草酸钙虽然有危险，但巧克力与牛奶在一起，几乎不会生成草酸钙，因此完全没有必要担心产生结石或缺钙。

仍然要警惕巧克力的地方

虽然排除了草酸的嫌疑，但是巧克力食物中的糖分、脂肪、热量都很高，因此，吃多了有可能导致龋齿或者发胖。

哪些食物含有草酸

实际上，草酸含量比较高的是我们日常生活中吃的一些蔬菜和野菜，比如苋菜、马齿苋、芹菜、木薯、竹笋、菠菜等，它们的草酸含量比较高。

如何避免草酸进入人体

1 在吃富含草酸的食物时，不妨多吃一些高钙食物，如牛奶、豆腐等。

高钙食物与富含草酸的食物同食，为的是让草酸更早地遇到钙，在进食过程中，二者经过人的口腔、食道，来到胃里时，早已经彼此相遇，形成了草酸钙沉淀，这些无用的草酸钙沉淀，不能溶于水，也不能通过胃肠被消化吸收进入血液，只能随着食物残渣进入排泄物的行列，由肠道排出。需要注意的是，草酸进入胃的时候已经形成草酸钙沉淀，这个沉淀可以随着粪便排出，这就提前阻止了它经由肠胃吸收进入血液，最后走到肾脏形成沉淀，因为那个沉淀会变成结石。

因此，对我们的身体健康来说，这是一件大好事儿。而促成这件好事儿的钙质，我们损失的也并不多。

2 富含草酸的食物食用前，也可以用开水焯烫一下，能降低草酸的含量。

我们每天需要的钙量

其实我们每天对钙的需要量并不多，健康的成年人是 800 毫克。一般来说，50 岁以上的老年人每天需要增加 200 毫克。所以损失的几毫克甚至几十毫克钙影响不太大。

用高钙食物来消除草酸，不但不会导致缺钙，反而是更加健康的。想要补钙的朋友，也不要担心被草酸影响钙的吸收。

所以，牛奶和巧克力是可以放心一起食用的。

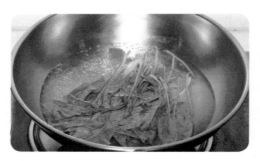

怎样正确焯水

水要多放一些，烧开后再放入食材，不关火，焯水时间不要太久，烫一下即可，久了水溶性维生素会损失较多。焯好的食材应该立即过凉水，迅速冷却，也能减少营养流失。

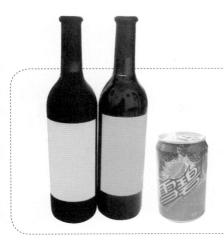

红酒 + 雪碧 = 慢性病?

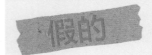

普遍认为

有人喝红酒时，或是为了口感，或是为了减慢醉酒的速度，喜欢勾兑些雪碧一起饮用。对此有说法认为：雪碧中的二氧化碳会"助纣为虐"，迫使酒精很快进入小肠，加快身体吸收酒精的速度，更容易醉酒；同时在碳酸的作用下，酒精会更容易通过血脑屏障进入大脑并造成伤害，还可能会导致肥胖和其他慢性病。

没有科学依据

1 影响身体健康，导致肥胖和其他慢性病的是酒精本身，并不是二氧化碳。酒精进入血液后，即随着血液循环迅速分布于全身各组织，其进入大脑的速度取决于血液中酒精的浓度，酒精浓度越高，进入大脑的量就会越多。

2 二氧化碳对酒精在身体中的循环吸收并无加速作用，反而因其稀释了酒精的浓度而起到一定的减缓作用，同时它还对酒精的排泄有一定的

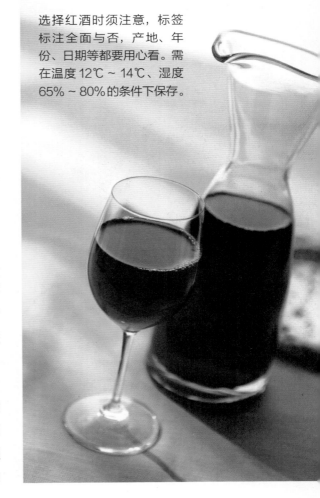

选择红酒时须注意，标签标注全面与否，产地、年份、日期等都要用心看。需在温度12℃~14℃、湿度65%~80%的条件下保存。

促进作用，因此在一定程度上会起到减慢醉酒速度的作用。

3 即便没有碳酸饮料的加入，有的红酒本身也是含有二氧化碳的。红酒分为静酒、起泡酒、气酒，后两种都含有二氧化碳，区别在于一种是发酵产生（如香槟），一种是人工添加。

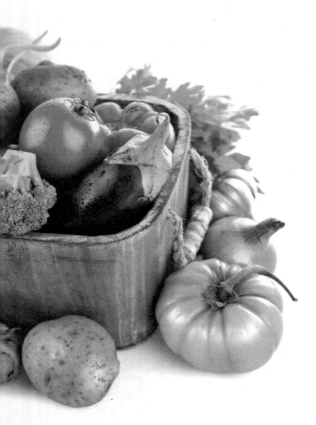

需要注意的是

有了雪碧的加入，红酒的酒精度数降低，人就容易在不知不觉中饮用过量，最终造成酒醉或热量过剩，长期下去也易引发肥胖和肝脏等方面的问题。

喝红酒的注意事项

喝红酒也要注意适量。一般来说，应控制在每天 60 ～ 200 毫升，尤其是女性，更不宜多饮。

注意饮用时间。可以与正餐一起饮用，也可以在睡前 30 分钟饮用。

红酒中含有一种特殊的生物胺，会使一些人出现头痛症状，这类人最好不要饮用。

在红酒中生物胺的作用下，可能会诱发血压升高、心跳加速、肾上腺素分泌增加，因此高血压、心脏病、糖尿病患者宜少饮为宜。

饮用红酒时，佐以新鲜蔬菜、豆类、鲜鱼、瘦肉、蛋类等高蛋白和富含维生素的食物为宜，忌用香肠、咸鱼、腊肉等腌熏食品下酒，因这类食品中含有大量色素与亚硝胺，与酒精一起不仅伤肝，还会损害口腔与食道黏膜，甚至诱发癌症。

PART 2

家常食材饮食宜忌
吃对食物护健康

谷物类

大米 促进消化，预防动脉硬化

性味归经 性平，味甘，归脾、胃经。

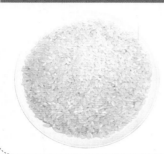

主要营养成分（每100克可食部分）

糖类	77.9克	磷	110毫克
锌	1.7毫克	锰	1.29毫克
烟酸	1.9毫克	热量	1452千焦

注：数据参见《中国食物成分表》第2版，后同不标

药典摘要：大米"可健壮筋骨，益肠胃，通血脉，调和五脏"。——《本草纲目》

养生功效

预防动脉硬化 大米可为人体提供必需的营养和能量，而其所含丰富的膳食纤维，可将肠道内的胆汁从体内排出，促进消化，预防动脉硬化。

养颜强身 大米有补中益气、健脾养胃、益精强志、和五脏、通血脉、聪耳明目、止烦、止渴、止泻的功效，多食能令人"强身好气色"。

搭配宜忌

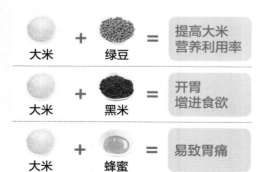

大米 + 绿豆 = 提高大米营养利用率

大米 + 黑米 = 开胃增进食欲

大米 + 蜂蜜 = 易致胃痛

人群宜忌

✔ **老人** 早饭时吃一碗米粥，有健脾健胃、增强胃动力的作用。

✔ **痛风患者** 大米嘌呤含量低，且富含钾、镁等，可促进体内尿酸排出。

✘ **糖尿病患者** 大米煮成粥后血糖生成指数较高，糖尿病患者不宜过多食用大米粥。

食用小窍门

做大米粥时，不要放碱，否则会破坏大米中的维生素 B_1。做米饭时要"蒸"而不要"捞"，"捞饭"会损失掉大量维生素。

最好现煮现吃

大米粥和大米饭刚出锅的时候香味最浓，口感也最好。如果放置时间过久，营养成分和香气都会有所流失，因此最好现煮现吃。

养生食疗方

猪肚大米粥

材料 大米 100 克，猪肚 150 克，猪瘦肉 100 克。

调料 盐 3 克，料酒 5 克，胡椒粉、水淀粉各少许。

做法

1. 猪肚洗净，用部分盐、水淀粉反复抓揉，再用清水洗净，入沸水烫熟，捞出切片；猪瘦肉洗净切条，加入料酒、盐、水淀粉抓匀，入沸水烫后捞出。

2. 大米洗净，浸泡 30 分钟，与适量清水一同放入锅中，以大火煮沸，转小火煮15 分钟，放入猪肚、猪瘦肉，熬煮至材料成熟，加入胡椒粉、盐调味即可。

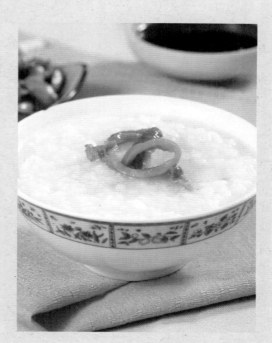

银耳粥

材料 银耳 5 克，大米 50 克。

调料 冰糖适量。

做法

1. 银耳洗净，浸泡 1 小时，择除其根部，洗净待用。

2. 大米淘洗干净，浸泡 30 分钟，移到火上煮沸，转小火煮 10 分钟，再加入银耳同煮至米粒软烂。

3. 加入冰糖，煮至冰糖溶化，拌匀即可。

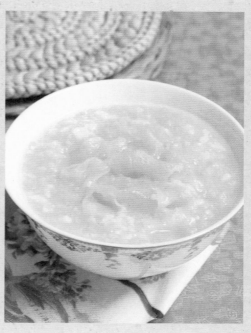

小米　有助于养胃安眠

性味归经　性凉，味甘、咸，归肾、脾、胃经。

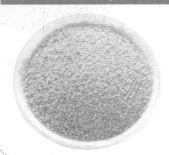

主要营养成分（*每100克可食部分*）

糖类	75.1克	蛋白质	9.0克
磷	229毫克	维生素E	3.63毫克
锌	1.87毫克	热量	1511千焦

药典摘要：小米"治反胃热痢，煮粥食，益丹田，补虚劳，开肠胃"。——《本草纲目》

养生功效

和胃安眠　小米所含的色氨酸有助于养胃安眠，其丰富的糖类可缓解精神紧张、压力过大、疲惫乏力等症状。

降低血压　小米所含有的 B 族维生素、膳食纤维等营养成分，能够起到抑制血管收缩、降低血压的作用。

搭配宜忌

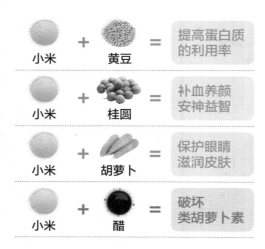

小米　+　黄豆　=　提高蛋白质的利用率

小米　+　桂圆　=　补血养颜安神益智

小米　+　胡萝卜　=　保护眼睛滋润皮肤

小米　+　醋　=　破坏类胡萝卜素

人群宜忌

✔ **一般人群**　健脾益胃，老少皆宜。

✔ **产妇**　产后虚弱，粥食最宜。

✔ **高血压、皮肤病患者**　对高血压和皮肤病有一定的预防作用。

食用小窍门

避免用冷自来水煮小米，因为水中的氯气在煮的过程中会破坏维生素 B_1，使营养成分流失。另外，小米不要清洗太多次，也不要太用力搓洗，以免外层的营养成分流失。

这样挑选和保存

优质小米呈天然的金黄色，色泽鲜艳，外观亮泽圆润，米粒完整。将小米去除米糠后，放入密封容器内，置于阴凉、常温处保存。

养生食疗方

小米饭

材料　小米 150 克。

做法

1. 小米洗净，浸泡 30 分钟。
2. 将小米放入电饭锅中，加适量清水，摁下"煮饭"键，蒸至有"滴滴"声即可。

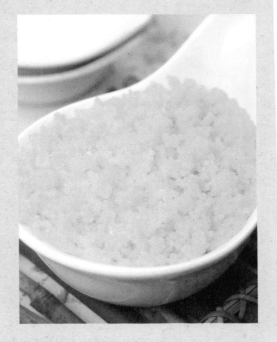

> **养生功效**
>
> 　　小米中富含色氨酸，在体内会转换成与调节睡眠有关的神经传递物质——血清素，使饭后产生饱腹感及诱发睡眠。

小米什锦糊

材料　小米 200 克，黑芝麻 40 克，干黑豆 30 克，核桃仁 5 颗，红枣 6 颗，花生仁 8 粒，枸杞子 30 粒，山药 10 克。

做法

1. 黑豆洗净，用清水浸泡 4 小时；小米洗净，浸泡 30 分钟；枸杞子、红枣、花生仁洗净；山药去皮，洗净，切小丁。
2. 锅置火上，放入所有材料，加入适量清水，大火烧开后转小火煮至食材熟透，倒入搅拌机中搅打成糊即可。

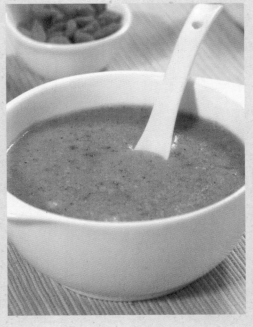

玉米

防治老年常见的眼干燥症、气管炎

性味归经　性平，味甘，归脾、胃经。

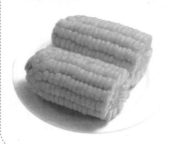

主要营养成分（*每100克可食部分*）

糖类	73克	烟酸	2.5毫克
磷	218毫克	维生素E	3.89毫克
锌	1.7毫克	热量	1457千焦

药典摘要：玉米"调中开胃，益肺宁心，亦有利尿之功"。
——《本草纲目》

养生功效

防治便秘　玉米含有的膳食纤维可刺激胃肠蠕动，加速粪便排泄，能防治便秘和痔疮，减少胃肠病的发生。

抗眼睛老化　玉米含黄体素、玉米黄质，可预防老年黄斑性病变的产生，对防治老年常见的眼干燥症、气管炎、皮肤干燥症及白内障等有辅助疗效，是抗眼睛老化的极佳食物。

搭配宜忌

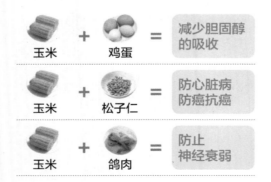

玉米 ＋ 鸡蛋 ＝ 减少胆固醇的吸收

玉米 ＋ 松子仁 ＝ 防心脏病 防癌抗癌

玉米 ＋ 鸽肉 ＝ 防止神经衰弱

人群宜忌

✔ **一般人群**　老少皆宜。

✔ **老人**　吃玉米能抗眼睛老化。

✔ **糖尿病患者**　玉米中的膳食纤维可吸收一部分葡萄糖，使血糖浓度下降。

✘ **遗尿患者**　会使病情加重。

食用小窍门

煮玉米的时候，少加一点碱，可以分解玉米中的烟酸，因为烟酸有很好的防治皮肤病的作用，但玉米中的烟酸不易被人体吸收，如果加点碱就可以把烟酸分解成能够被人体吸收的成分了。

吃鲜玉米要带着胚尖吃

玉米胚尖含有丰富的营养物质，可促进人体新陈代谢，使皮肤光滑细嫩，延缓皱纹的产生，所以吃玉米的时候一定不要舍弃胚尖。

家常食材饮食宜忌
吃对食物护健康 PART 2   35

养生食疗方

胡萝卜玉米排骨汤

材料 玉米1根,排骨300克,胡萝卜
　　　 50克,牛蒡50克。

调料 盐适量。

做法

1. 排骨洗净,切段,焯去血沫,用清水
　 冲洗干净;牛蒡用小刷子刷去表面的
　 黑色外皮,切成小段;玉米洗净,切
　 小段;胡萝卜洗净,去皮,切块。

2. 把排骨、牛蒡、玉米、胡萝卜一起放
　 入砂锅中,加适量清水没过食材;大
　 火煮沸后转小火再炖1小时,出锅时
　 加盐调味即可。

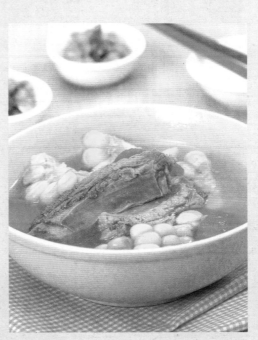

松仁玉米

材料 鲜玉米棒2根,松子仁50克,黄
　　　 瓜25克。

调料 葱末、盐、白糖、鸡精、植物油各
　　　 适量。

做法

1. 黄瓜洗净,切丁;玉米棒去皮和须,
　 剥粒。

2. 干锅烧热,放入松子仁干炒,不停用
　 锅铲翻炒,略变金黄盛出,晾凉。

3. 锅内倒油烧热,煸香葱末,放入玉米
　 粒、黄瓜丁和松子仁翻炒,调入盐和
　 白糖,放入鸡精调味即可。

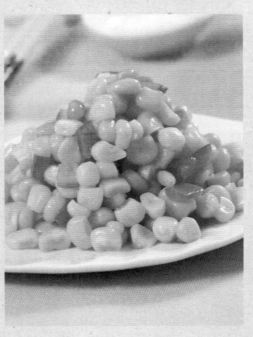

薏米　消除水肿，增强肾功能

性味归经　性凉，味甘、淡，归脾、胃、肺经。

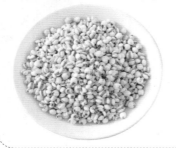

主要营养成分（每100克可食部分）

糖类	71.1克	锌	1.68毫克
磷	217毫克	维生素E	2.08毫克
镁	88毫克	热量	1512千焦

药典摘要：薏米"健脾益胃，补肺清热，祛风胜湿，养颜驻容，轻身延年"。——《本草纲目》

养生功效

清热利尿　薏米能增强肾功能，并有清热利尿作用，还可起到消水肿的效果。

防癌抗癌　薏米能有效抑制癌细胞的增殖，可用于胃癌、肠癌、子宫颈癌等的辅助治疗，还能减轻肿瘤患者放疗、化疗的不良反应。

除色斑、去脚气　薏米中含有一定的维生素 E，常食可以使皮肤光滑细腻，消除粉刺、色斑，改善肤色；薏米中富含的维生素 B_1 对防治脚气病十分有益。

搭配宜忌

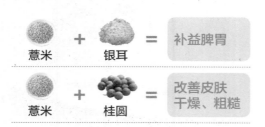

薏米　＋　银耳　＝　补益脾胃

薏米　＋　桂圆　＝　改善皮肤干燥、粗糙

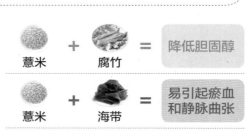

薏米　＋　腐竹　＝　降低胆固醇

薏米　＋　海带　＝　易引起瘀血和静脉曲张

人群宜忌

✔ **一般人群**　补虚抗癌，老少皆宜。

✔ **肿瘤患者**　能减轻肿瘤患者放疗、化疗引起的不良反应。

✘ **孕妇**　易引起子宫收缩，导致流产或早产。

食用小窍门

薏米较难煮熟，在煮之前以清水浸泡 4 小时，让它充分吸收水分后再与其他食材一起煮就很容易熟了。

养生食疗方

薏米瘦肉汤

材料 薏米 60 克，猪瘦肉 100 克。

调料 姜片、盐各适量。

做法

1. 薏米淘洗干净，浸泡 4 小时；猪瘦肉洗净，切块。

2. 锅置火上，放入薏米、猪瘦肉和姜片，加入约 1000 毫升清水，大火煮开后转小火煮至锅中的汤水剩下约 250 毫升（大约要煮 1 小时），加少许盐调味即可。

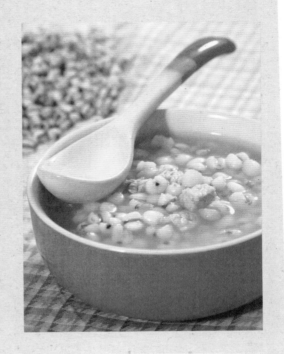

银耳薏米羹

材料 薏米 80 克，银耳（干）20 克。

调料 白糖 25 克，糖桂花 10 克，水淀粉 15 克。

做法

1. 薏米去杂质，洗净，用水浸泡 4 小时；银耳泡发，择洗干净，撕成小朵。

2. 锅中加入适量水，放入薏米煮滚后，改小火煮 30 分钟，下入银耳，煮至米粒软烂。

3. 薏米熟透后加入白糖烧沸，用水淀粉勾薄芡，加入糖桂花，出锅装碗即可。

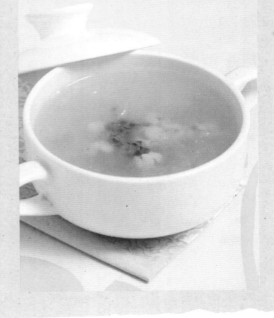

糯米 温中止泻，补养人体的正气

性味归经 性温，味甘，归脾、胃、肺经。

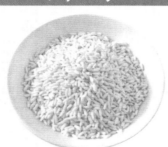

主要营养成分（每100克可食部分）

糖类	78.3克	锰	1.54毫克
锌	1.54毫克	维生素E	1.29毫克
硒	2.71毫克	热量	1464千焦

药典摘要：糯米"暖脾胃、止虚寒泻痢、缩小便、收自汗"。
——《本草纲目》

养生功效

御寒滋补 糯米性温，食后会全身发热，可起到御寒、滋补的作用。糯米还能补养人体的正气，缓解因气虚所导致的气短乏力等不适感。

温中止泻 糯米有收涩作用，对尿频、盗汗有较好的食疗效果。糯米能温中止泻，经常腹泻的人食用会收到较好的疗效。

搭配宜忌

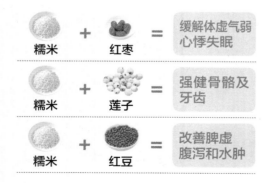

糯米	+	红枣	=	缓解体虚气弱心悸失眠
糯米	+	莲子	=	强健骨骼及牙齿
糯米	+	红豆	=	改善脾虚腹泻和水肿

人群宜忌

✔ **腹泻患者** 糯米温补脾胃，对腹泻可起到很好的辅助治疗效果。

✔ **孕妇** 糯米可缓解妊娠期腰腹坠胀、气短乏力的症状。

✘ **老人、小孩** 糯米不易消化，一次不要食用过多。

食用小窍门

用糯米煮粥时，不要下锅以后就不管了，应该是水开后将米下锅，搅拌几下，然后盖上锅盖大火煮开，再改小火，一直到出锅前要每隔十几分钟就掀开锅盖搅动一会儿，这样煮出来的粥口感较好。

糯米热着吃口感好

糯米及糯米制品宜在热的时候吃，凉后口感较硬，不利于消化。

养生食疗方

蜜汁糯米藕

材料 老莲藕 500 克，糯米 150 克。

调料 蜂蜜、糖桂花、冰糖、白糖、番茄酱、食碱各适量。

做法

1. 糯米淘洗干净，浸泡 4 小时；去除莲藕外皮，把较大一头的蒂切掉，留作盖子；将糯米填入莲藕孔内，把蒂盖上，用牙签固定封口。

2. 将藕放入锅内，加适量清水，加冰糖、白糖、番茄酱、食碱，大火煮沸后改小火续煮 4 个小时至黏稠，捞出晾凉。

3. 把糯米藕切成片，摆在碟中，浇上糖桂花，淋上蜂蜜即可。

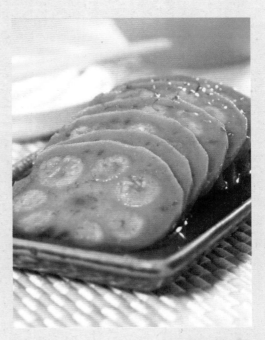

糯米黑豆豆浆

材料 糯米 10 克，干黑豆 20 克。

调料 白糖适量。

做法

1. 糯米淘洗干净，用清水浸泡 4 小时；干黑豆洗净，用清水浸泡 4 小时。

2. 将泡好的糯米和黑豆放进全自动豆浆机中，加清水至豆浆机上、下水位线之间，按下工作键，煮至豆浆机提示豆浆煮好，将豆浆过滤去豆渣倒入大杯中，加白糖调味即可。

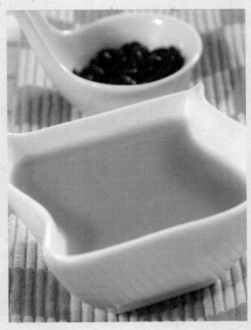

黑米 固本扶正，大补气血阴阳

性味归经 性温，味甘，归肝、肾、脾、胃经。

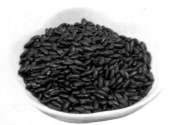

主要营养成分（每100克可食部分）

糖类	72.2克	锰	1.72毫克
磷	356毫克	维生素B$_1$	0.33毫克
锌	3.8毫克	热量	1393千焦

药典摘要：黑米有"滋阴补肾、健身暖胃、明目活血"等功效，民间习称为"药米"。——《本草纲目》

养生功效

固本扶正 中医认为，黑米能补肾，改善心、肝、脾、胃的功能，固本扶正，大补气血阴阳，对消化系统功能弱的人来说是很好的营养补品。

降低血糖 黑米富含膳食纤维，可降低葡萄糖的吸收速度，防止餐后血糖急剧上升，维持血糖平衡，有利于糖尿病患者病情的改善。

人群宜忌

✔ **女性** 乌发护发，养颜美容。

✔ **失眠患者** 改善睡眠质量。

✔ **贫血患者** 滋补作用强，被称为"补血米"。

食用小窍门

黑米外部有坚韧的种皮包裹，不易煮烂，若煮不烂，其营养成分未溶出，且多食易引起急性胃肠炎，因此应先将黑米浸泡一夜再煮。

搭配宜忌

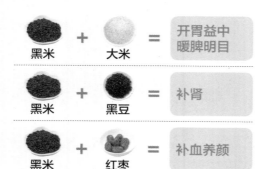

黑米	+ 大米	=	开胃益中暖脾明目
黑米	+ 黑豆	=	补肾
黑米	+ 红枣	=	补血养颜

黑米适合煮粥、打浆等

黑米口感较粗糙，适合用来煮粥、打米糊或打豆浆食用。如果做成米饭食用，可用少许黑米混入大米中煮饭。

养生食疗方

黑米红豆粥

材料 红豆 50 克，黑米 100 克。

调料 红糖 10 克。

做法

1. 将红豆和黑米洗净，用清水浸泡 4 小时。

2. 将黑米、红豆和适量冷水放入锅里，大火煮沸，转小火煮至熟透，加红糖调味即可。

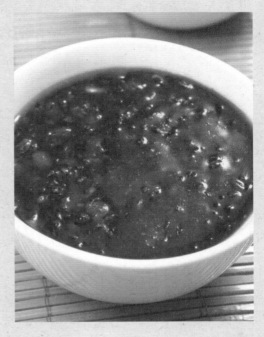

黑米鸡肉汤

材料 黑米 50 克，鸡肉 250 克。

调料 盐、香油各适量。

做法

1. 黑米淘洗干净，浸泡 4 小时；鸡肉洗净，切块，用沸水焯烫去血水，捞出。

2. 取大碗，放入黑米、鸡肉和没过碗中食材的清水，送入水已烧开的蒸锅隔水蒸至黑米与鸡肉熟烂，加盐和香油调味即可。

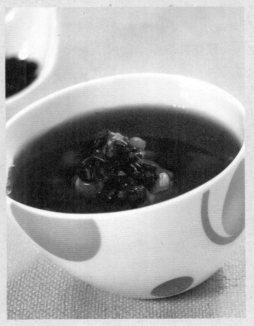

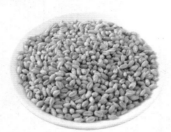

小麦 补充人体基础能量

性味归经　性凉，味甘，归心、脾、肾经。

主要营养成分（*每100克可食部分*）

热量	1416千焦	糖类	75.2克
蛋白质	11.9克	钙	34毫克
脂肪	1.3克	钾	289毫克

药典摘要：认为小麦"陈者煎汤饮，止虚汗"。——《本草纲目》

养生功效

养心安神　小麦可以养心安神，对心中烦乱、睡眠不安等有缓和作用。更年期妇女食用全麦食品还能缓解更年期综合征。

除热止渴　小麦能和五脏，调经络，除燥热，止口渴，止汗，利小便，补养肝气。

预防乳腺癌　食用全麦食品可以降低血液循环中的雌激素含量，从而达到预防乳腺癌的目的。

搭配宜忌

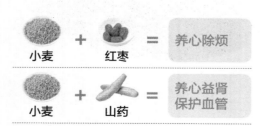

小麦　＋　红枣　＝　养心除烦

小麦　＋　山药　＝　养心益肾 保护血管

人群宜忌

✔ **一般人群**　老少皆宜。小麦富含维生素 B_1，尤其适合脚气病、末梢神经炎患者及体虚、多汗者食用。

食用小窍门

1. 用小麦粉（面粉）发面时使用酵母，不仅可以让面食味道好，还能提高营养价值。

2. 小麦碾磨太细，容易使谷粒表层的一些营养素和膳食纤维流失到糠麸中，因此要多食粗加工的面粉。

3. 小麦中蛋白质含量较高，但赖氨酸较为缺乏，最好同时搭配含赖氨酸较高的食物一起食用，如豆制品。

小麦胚芽营养丰富

小麦胚芽是小麦最有营养的部分，含丰富的维生素 E、维生素 B_1 及蛋白质等。小麦胚芽可用于煮粥、做米饭以及制作面包、馒头等，也可以用温水或牛奶冲饮。

养生食疗方

手撕饼

材料　面粉 1000 克。

调料　盐 3 克。

做法

1. 面粉加水、盐和成面团，面团用湿布盖严，醒 40 分钟。
2. 取面团擀成长方形薄片，上面抹一层植物油，对折一次，用刀切成细条，卷起来再拉长，再由两端同时卷起。
3. 将卷好的面团按压，擀成圆形的饼。
4. 放饼铛烙至两面金黄色，出锅后用手拍散，装盘即可。

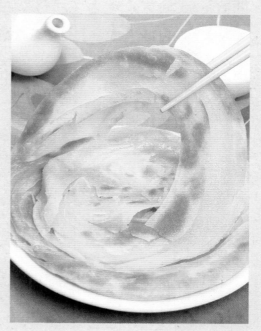

抹茶面疙瘩

材料　面粉 100 克，抹茶粉 10 克。

调料　盐 3 克。

做法

1. 将面粉和抹茶粉倒入盆中，加适量清水、盐和成面团。
2. 在面团上盖一块湿布，醒 5 分钟，然后反复揉搓面团。
3. 用剪刀贴着面团剪出两头尖的面疙瘩，在剪好的面疙瘩上撒上干面粉，摇匀。
4. 锅里烧开水，将面疙瘩下入开水中，用铲子推开，使之不粘锅底，煮 5 分钟，带汤盛出即可。

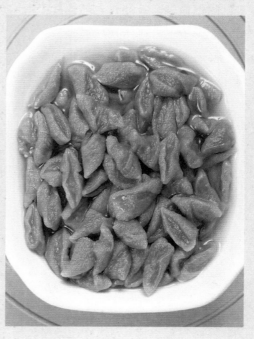

燕麦　维持人体正常的新陈代谢

性味归经　性温，味甘，归脾、胃经。

主要营养成分（*每100克可食部分*）

蛋白质	12.2克	锰	3.86毫克
铁	13.6毫克	维生素E	7.96毫克
锌	2.21毫克	热量	1531千焦

药典摘要：燕麦"无毒，有润肠、通便作用，治难产等症"。
——《本草纲目》

养生功效

美容护肤　燕麦含有的亚麻酸是人体最重要的必需脂肪酸，它可维持人体正常的新陈代谢活动。此外，燕麦含有的维生素 E 可以抗氧化、美肌肤，具有很好的美容功效。

降低血糖　燕麦含有亚油酸，可有效降低人体中的胆固醇；燕麦高营养、高膳食纤维、低糖的特点，也非常符合糖尿病患者的饮食需求。

搭配宜忌

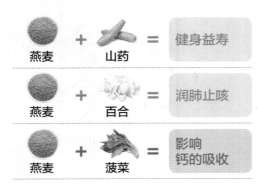

燕麦 ＋ 山药 ＝ 健身益寿

燕麦 ＋ 百合 ＝ 润肺止咳

燕麦 ＋ 菠菜 ＝ 影响钙的吸收

人群宜忌

✔ **一般人群**　燕麦补虚，无明显禁忌。

✔ **糖尿病患者**　燕麦含丰富的膳食纤维，能使餐后血糖保持稳定。

食用小窍门

食用燕麦片的一个关键就是要避免长时间高温煮，否则会造成维生素被破坏。燕麦片煮得时间越长，其营养损失就越多。

这样挑选、保存

挑选燕麦时，以色泽暗黄、干净无杂质、整体颗粒均匀、散发清香味者为佳。燕麦可放干燥容器中，置于阴凉、通风、干燥处。

速食燕麦片是很多人尤其是办公室一族的最爱，不加过多添加剂的纯燕麦片最为理想。

燕麦片都带有独立包装，食用完以后将包装封好即可。

养生食疗方

燕麦煎饼

材料　燕麦片、面粉各 100 克，鸡蛋 2 个，胡萝卜 20 克。

调料　葱花、植物油、盐各适量。

做法

1. 胡萝卜洗净，切粒；面粉倒入盛器中，加适量清水搅拌至糊状，磕入鸡蛋，放入葱花、燕麦片、盐、胡萝卜粒搅拌均匀。

2. 平底锅置火上，倒入少许植物油烧热，舀入面糊摊成饼状，待贴锅底的那面定型上色后翻面，煎至两面熟透即可。

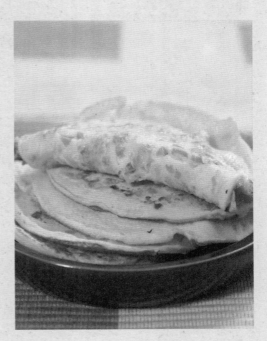

燕麦南瓜粥

材料　燕麦片 30 克，大米 50 克，小南瓜 1 个。

做法

1. 将南瓜洗净，削皮，去瓤，切成小块；大米洗净，用清水浸泡 30 分钟。

2. 锅置火上，将大米与清水一同放入锅中，大火煮沸后改小火煮 20 分钟。

3. 放入南瓜块，小火煮 10 分钟，再加入燕麦片，继续用小火煮 10 分钟即可。

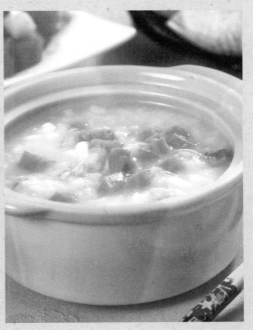

黄豆 增加和改善大脑功能

性味归经 性温，味甘，入胃、大肠经。

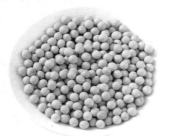

主要营养成分（每100克可食部分）

蛋白质	35克	锌	3.34毫克
磷	456毫克	维生素E	18.9毫克
镁	199毫克	热量	1631千焦

药典摘要：黄豆"可做豆腐、榨油、造酱，及炒食，宽中下气，利于调养大肠，消水胀肿毒"。——《本草纲目》

养生功效

防癌、补钙 黄豆中富含皂角苷、蛋白酶抑制剂、异黄酮、钼、硒等抗癌成分，对癌细胞有抑制作用。黄豆还富含钙质，对更年期骨质疏松也有一定疗效。

补脑健脑 黄豆所含卵磷脂是大脑细胞组成的重要部分，常吃黄豆对改善大脑功能有重要作用。

排毒养颜 黄豆富含铁，可预防贫血，还可提高细胞的新陈代谢，促使机体排出毒素。

搭配宜忌

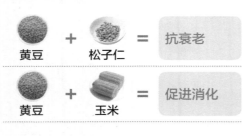

黄豆 + 松子仁 = 抗衰老

黄豆 + 玉米 = 促进消化

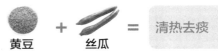

黄豆 + 丝瓜 = 清热去痰

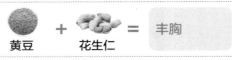

黄豆 + 花生仁 = 丰胸

人群宜忌

✔ **孕妇** 黄豆类食品可缓解妇女在怀孕期间的钙流失。

✔ **儿童** 黄豆含铁丰富，可防治缺铁性贫血。

✘ **食积腹胀者** 黄豆易产气，会加重食积腹胀。

食用小窍门

黄豆有豆腥味，在炒黄豆时，滴几滴黄酒，再放入少许盐，这样可减少豆腥味。

养生食疗方

小米黄豆粥

材料　小米 100 克，黄豆 50 克。

做法

1. 小米淘洗干净，浸泡 30 分钟；黄豆淘洗干净，用水浸泡 4 小时。
2. 锅置火上，倒入适量清水烧沸，放入黄豆用大火煮沸后，改用小火煮至黄豆将酥烂，再下入小米，用小火慢慢熬煮，至粥稠即可。

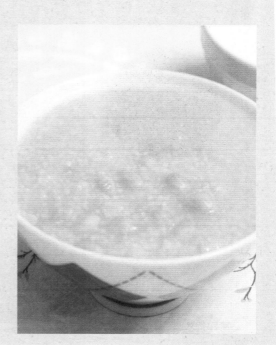

卤黄豆

材料　黄豆 200 克。

调料　葱花 10 克，大料 1 个，花椒、干辣椒段各 3 克，盐 4 克，白糖 5 克，黄酒适量。

做法

1. 黄豆用清水浸泡 10～12 小时，洗净。
2. 锅置火上，放入黄豆、大料、盐、白糖、黄酒和清水，大火烧开后转小火煮 30 分钟，熄火，闷 2 小时，捞出。
3. 锅置火上，倒油烧至七成热，炒香花椒和干辣椒段，放入煮好的黄豆翻炒均匀，撒上葱花即可。

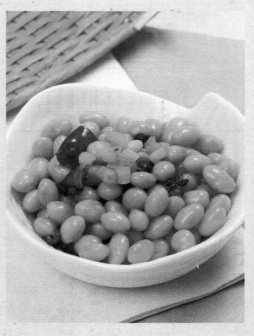

黑豆　健脑益智，预防老年性痴呆

性味归经　性平，味甘，归脾、肾经。

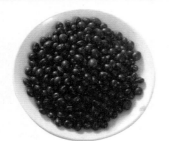

主要营养成分（*每100克可食部分*）

蛋白质	36克	硒	6.79微克
钾	1377毫克	维生素E	17.36毫克
磷	500毫克	热量	1678千焦

药典摘要：黑豆"入肾功多，故能治水、消肿下气，治风热而活血解毒。常食黑豆，可百病不生"。——《本草纲目》

养生功效

降低胆固醇　黑豆基本不含胆固醇，只含植物固醇，而植物固醇可以抑制人体吸收胆固醇，降低血液中胆固醇的含量，对血脂异常症有一定的辅助治疗作用。

补肾养肾　"黑豆乃肾之谷"，肾虚的人食用黑豆可缓解尿频、腰酸、白带异常及下腹部阴冷等症状。

健脑益智　黑豆所含的不饱和脂肪酸可在人体内转化成卵磷脂，有防止大脑老化、健脑益智的作用，对预防老年性痴呆有辅助效果。

搭配宜忌

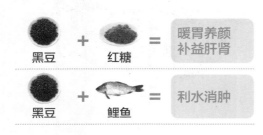

黑豆 + 红糖 = 暖胃养颜 补益肝肾

黑豆 + 鲤鱼 = 利水消肿

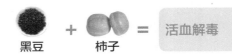

黑豆 + 柿子 = 活血解毒

人群宜忌

✔ **心脏病患者**　常食黑豆能软化血管，对心脏病有益。

✔ **糖尿病患者**　黑豆的血糖生成指数很低。

✘ **消化不良者**　黑豆吃多了不易消化。

食用小窍门

黑豆皮呈黑色，富含花青素。花青素有很好的抗氧化功效，可以延缓衰老，清除体内自由基，因此食用黑豆时不宜去掉外皮，应带皮食用。

黑豆一定要熟吃，因为在生黑豆中有一种抗胰蛋白酶，可影响蛋白质的消化吸收，引起腹泻。而在煮、炒、蒸熟后，抗胰蛋白酶被破坏，消除了黑豆的不良反应。

养生食疗方

黑豆紫米粥

材料 黑豆 50 克，紫米 75 克。
做法
1. 黑豆、紫米洗净，浸泡 4 小时。
2. 锅置火上，加适量清水，用大火烧开，加紫米、黑豆煮沸，转小火煮 1 小时至熟即可。

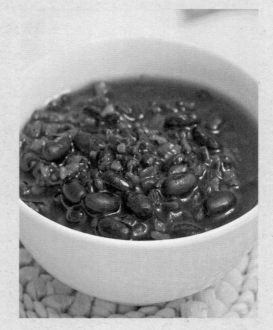

莲藕黑豆汤

材料 莲藕 200 克，黑豆、红枣各 80 克，陈皮少许。
调料 姜丝、盐、清汤各适量。
做法
1. 黑豆干炒至豆壳裂开，洗去浮皮；莲藕去皮，洗净，切片；红枣洗净；陈皮浸软。
2. 锅中倒入适量清汤烧开，放入莲藕片、陈皮、姜丝、黑豆和红枣大火煮开，然后转小火继续煮 1 小时，加盐调味即可。

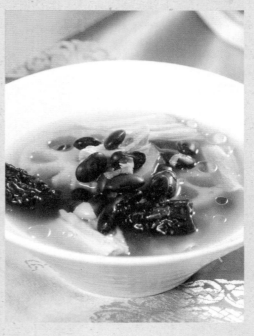

红豆　利水消肿，增强免疫力

性味归经　性平，味甘、酸，归心、小肠经。

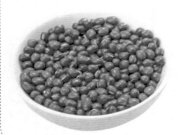

主要营养成分（*每100克可食部分*）

蛋白质	20.2克	锌	2.2毫克
磷	305毫克	维生素E	14.36毫克
钾	860毫克	热量	1357千焦

药典摘要：红豆"消热毒，止腹泻，利小便，除胀满，消渴，催乳汁"。——《本草纲目》

养生功效

补血养颜　红豆中丰富的铁质能让人气色红润，并有补血、促进血液循环、增强免疫力等功效。此外，哺乳期妇女多食红豆，可促进乳汁的分泌。

利水消肿　红豆有很强的利水消肿功效，适宜各类型水肿的人，包括肾病性水肿、心源性水肿、肝硬化腹水、营养不良性水肿等。

搭配宜忌

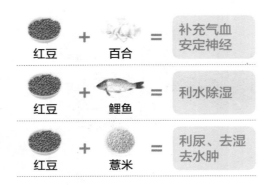

红豆 ＋ 百合	＝	补充气血安定神经
红豆 ＋ 鲤鱼	＝	利水除湿
红豆 ＋ 薏米	＝	利尿、去湿去水肿

人群宜忌

✔ **水肿、肾炎患者**　红豆有利尿消肿、降压的功效。

✔ **产妇、乳母**　红豆有催乳的功效。

✘ **尿频者**　会加重尿频症状。

食用小窍门

红豆中含有被称为"胀气因子"的酶，容易在肠道产气，使人有胀气的感觉。在煮红豆时加少许盐，有助于排出胀气。

去水肿小偏方

红豆30克，薏米20克。将红豆洗净浸泡半日，捞出沥干。两者同煮成粥，晾凉食用，对去水肿、祛湿有益。

养生食疗方

红豆薏米糊

材料 薏米 50 克，大米、红豆各 20 克。

调料 冰糖 10 克。

做法

1. 大米洗净，用水浸泡 30 分钟；薏米、红豆淘洗干净，分别用清水浸泡 4 小时。

2. 将大米、薏米、红豆倒入全自动豆浆机中，加水至上、下水位线之间，煮至豆浆机提示米糊做好，加入冰糖搅至化开即可。

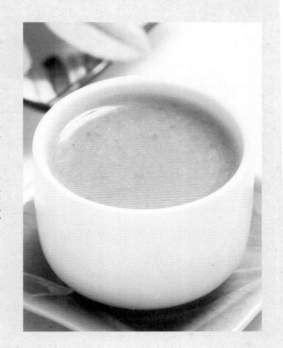

百合莲子红豆粥

材料 糯米、红豆各 70 克，莲子 50 克，干百合 15 克。

调料 白糖 10 克。

做法

1. 糯米淘洗干净，用水浸泡 4 小时；红豆洗净，用水浸泡 4 小时；莲子洗净，去心；干百合洗净，泡软。

2. 锅置火上，加适量清水煮沸，放入红豆煮至七成熟，再把糯米、莲子放入锅中，用大火煮沸，转用小火熬 40 分钟，放入百合煮至米烂粥稠，再加入白糖调味即可。

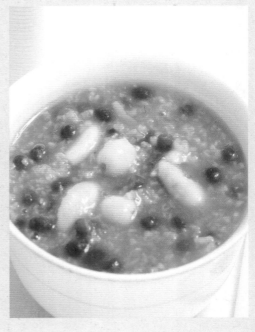

绿豆 消除水肿，增强肾功能

性味归经　性寒，味甘，入心、胃经。

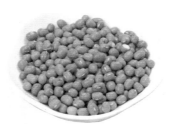

主要营养成分（*每100克可食部分*）

蛋白质	21.6克	锌	2.18毫克
钾	787毫克	维生素E	10.95毫克
磷	337毫克	热量	1376千焦

药典摘要：绿豆"解诸毒……益气、厚肠胃、通经脉，无久服枯人之忌"。——《本草纲目》

养生功效

消暑解毒　绿豆能清热解毒、活血化瘀，可治暑天发热或自觉内热及伤于暑气的各种疾病。

利尿退肿　绿豆性寒、味甘，能清暑热，利水湿，治疗各种水肿，并有抗过敏功效，可治荨麻疹等疾病。以绿豆干皮做枕芯，还有清心、明目、降压之功效。

搭配宜忌

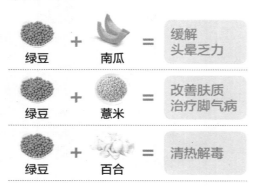

绿豆　＋　南瓜　＝　缓解头晕乏力

绿豆　＋　薏米　＝　改善肤质 治疗脚气病

绿豆　＋　百合　＝　清热解毒

人群宜忌

✔ **一般人群**　皆可食用。

✔ **高血压患者**　常食绿豆，有辅助降血压的功效。

✔ **体质偏热者**　绿豆可清暑热，除烦热，润燥热，解毒热。

✘ **脾胃虚弱者**　绿豆性凉，脾胃虚弱者不宜多吃。

食用小窍门

不要用铁锅煮绿豆，铁锅会使绿豆汤变成黑色。这是因为绿豆中含有鞣酸，鞣酸能和铁发生化学反应，生成黑色的鞣酸铁，不但影响食欲、味道，还会对人体有害。

防治中暑小偏方

取绿豆100克、金银花30克，先将绿豆煮熟后下金银花，吃豆喝汤，对防治中暑有益。

养生食疗方

南瓜绿豆汤

材料 绿豆 30 克，南瓜 50 克。

调料 盐少许。

做法

1. 绿豆洗净，趁水未干时加入少许盐，拌匀，腌 3 分钟后用清水冲干净。

2. 南瓜去皮去瓤，用清水洗净，切成 2 厘米见方的块。

3. 锅内放清水烧沸，先下绿豆煮沸 2 分钟，淋入少许凉水，再煮沸。

4. 将南瓜块下锅，盖盖，煮沸后改小火煮约 30 分钟，至绿豆开花即可。

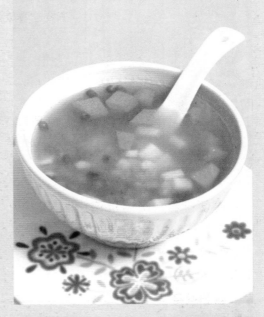

绿豆奶酪

材料 绿豆 30 克，鲜奶 250 毫升，红枣 10 克。

调料 琼脂 10 克，白糖适量。

做法

1. 绿豆、红枣洗净，浸泡 4 小时，放入高压锅中煮熟；琼脂用热水浸泡。

2. 鲜奶倒入锅中煮沸，加入白糖煮至溶化，将琼脂倒入煮开的奶中，小火煮 3 分钟关火，加入煮熟的绿豆、红枣搅匀，倒入杯中晾凉，凝固后即可食用。

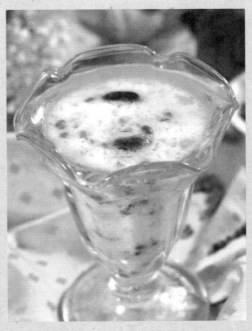

红薯 国际公认的防癌抗癌食物

性味归经 性平，味甘，归脾、肾经。

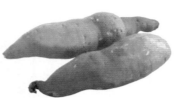

主要营养成分（每100克可食部分）

蛋白质	1.1克	胡萝卜素	750微克
脂肪	0.2克	膳食纤维	1.6克
糖类	24.7克		

药典摘要：红薯"补虚乏，益气力，健脾胃，强肾阴"。
——《本草纲目》

养生功效

通便排毒、防癌抗癌 红薯富含 β – 胡萝卜素和膳食纤维，能降低患癌症的风险。红薯中的膳食纤维对预防结肠癌有一定作用。

减肥瘦身 红薯富含膳食纤维，能增加饱腹感，减少进食量，从而达到减肥瘦身的效果。

益寿养颜 红薯中的绿原酸可抑制黑色素的产生，防止出现雀斑和老人斑，还可抗衰老，保持皮肤的弹性。

搭配宜忌

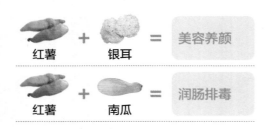

红薯 ＋ 银耳 ＝ 美容养颜

红薯 ＋ 南瓜 ＝ 润肠排毒

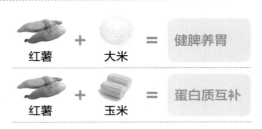

红薯 ＋ 大米 ＝ 健脾养胃

红薯 ＋ 玉米 ＝ 蛋白质互补

人群宜忌

✔ **便秘者** 红薯可防止便秘，适合经常被便秘困扰的人食用。

✘ **胃溃疡患者、胃酸过多者及容易胀气的人** 红薯食后易胀气，胃溃疡患者、胃酸过多者及容易胀气的人不宜多食。

食用小窍门

在蒸红薯时，先将水烧开或在蒸笼冒热气时再放入红薯，然后用小火蒸10分钟后改用大火，这样做出的红薯十分香软。

养生食疗方

红薯粥

材料 大米 50 克，红薯 75 克。

做法

1. 大米淘洗干净，用水浸泡 30 分钟；红薯洗净，去皮，切小丁。
2. 锅置火上，倒入适量清水煮沸，将大米倒入其中，大火煮沸，放入红薯丁转至小火熬煮 20 分钟即可。

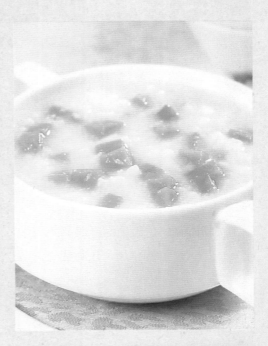

烤红薯

材料 红薯 100 克。

做法

1. 红薯洗净，用厨房纸巾薄薄地裹上一层。
2. 将红薯放入微波炉的托盘上，用高火加热 3 ~ 4 分钟后翻面，再继续加热 3 ~ 4 分钟即可。

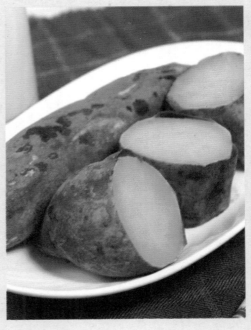

白菜 消除水肿，增强肾功能

性味归经　性平、微寒，味甘，归肠、胃经。

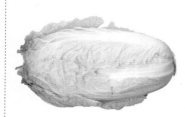

主要营养成分（*每100克可食部分*）

糖类	3.2克	膳食纤维	0.8毫克
钙	50毫克	热量	76千焦
维生素C	31毫克		

药典摘要：白菜有"利肠胃、消食下气"的功效，能除烦解渴，通利肠胃，养胃生津，利尿通便，清热解毒。——《本草纲目》

养生功效

润肠排毒　白菜中的纤维素不但能起到润肠、排毒的作用，还能促进人体对动物蛋白质的吸收。

抗癌作用　白菜中含有活性成分吲哚-3-甲醇，能帮助分解同乳腺癌相联系的雌激素。此外，其所含微量元素"钼"可抑制体内对亚硝胺的吸收、合成和积累，故有一定的抗癌作用。

搭配宜忌

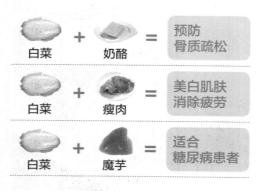

白菜　＋　奶酪　＝　预防骨质疏松

白菜　＋　瘦肉　＝　美白肌肤 消除疲劳

白菜　＋　魔芋　＝　适合糖尿病患者

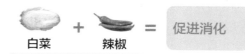

白菜　＋　辣椒　＝　促进消化

人群宜忌

✔ **一般人群**　白菜味甘，老少皆宜。

✔ **腹胀者**　白菜可通利胃肠，腹胀者尤其宜食。

食用小窍门

白菜中维生素C和膳食纤维含量高，切的时候宜顺其纹理切，这样可减少维生素C和膳食纤维的损失，并且相对易熟。烹调的时候加点醋，可减少白菜中维生素C的流失。

在烹饪大白菜时，适当放点醋，可以使大白菜中的钙、磷、铁等元素分解出来，从而有利于人体吸收。

养生食疗方

醋熘白菜

材料 白菜帮 500 克。

调料 盐、白糖、醋、水淀粉、葱末、花椒、干辣椒、植物油各适量。

做法

1. 白菜帮洗净，切菱形，用盐腌渍，挤去水分待用。
2. 小碗内放盐、白糖、醋、葱末、水淀粉调成料汁。
3. 炒锅置火上，倒油烧热，将花椒入锅先煸一下取出，再放入干辣椒炸至呈褐红色时，放入白菜，用大火炒熟后，调入料汁，待汤汁收浓稠即可。

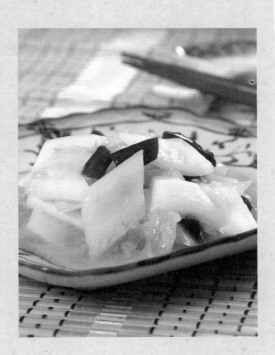

海米白菜汤

材料 嫩白菜心 200 克，水发海米 50 克，鲜香菇 20 克。

调料 鲜汤、姜丝、香油、盐、鸡精、葱花各适量。

做法

1. 把嫩白菜心洗净，切成 3 厘米长、1 厘米宽的条；香菇洗净切成片。
2. 锅内加清水烧沸，加入香菇、白菜心略烫，然后过凉，控水。
3. 在炒锅里加入鲜汤、盐、水发海米，烧至汤沸后，撇掉浮沫，放入白菜心、香菇、鸡精、葱花、姜丝，煮熟后淋上香油，盛入汤碗中即可。

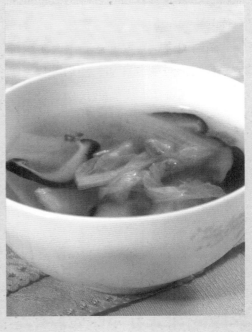

卷心菜 提高免疫力，增进身体健康

性味归经　性平，味甘，归脾、胃经。

主要营养成分（每100克可食部分）

钾	124毫克	热量	101千焦
钙	49毫克	钠	27.2毫克
维生素C	40毫克	维生素E	0.5毫克

药典摘要：卷心菜"补骨髓，利五脏六腑，利关节，通经络中结气，明耳目，健人，少睡，益心力，壮筋骨"。——《本草拾遗》

养生功效

抗溃疡　卷心菜中含有大量抗溃疡因子的"维生素U"，对溃疡有着很好的辅助治疗作用，能加速创面愈合，对胃溃疡患者有疗效。

提高免疫力　卷心菜富含延缓衰老的抗氧化成分，具有提高免疫力、增进身体健康的作用。

杀菌消炎　新鲜的卷心菜有杀菌消炎的作用，对咽喉疼痛、外伤肿痛、蚊虫叮咬、胃痛、牙痛等都有一定疗效。

搭配宜忌

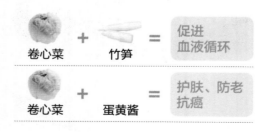

卷心菜 + 竹笋 = 促进血液循环

卷心菜 + 蛋黄酱 = 护肤、防老抗癌

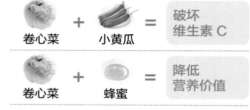

卷心菜 + 小黄瓜 = 破坏维生素C

卷心菜 + 蜂蜜 = 降低营养价值

人群宜忌

✔ **一般人群**　老少皆宜。

✔ **胃肠较弱和阴性体质者**　要避免生吃，宜加热后食用。

✘ **腹泻者**　卷心菜中的纤维含量丰富且粗糙，不易消化。

食用小窍门

为了能够更好地吸收卷心菜中的营养，可以将卷心菜制作成各种沙拉或凉菜。还可以稍微煮一下，但要注意，加热的时间一定不能过长，以免营养流失。

养生食疗方

牛肉片炖卷心菜

材料 牛肉 250 克，番茄 150 克，卷心菜 150 克。

调料 料酒、盐、鸡精、植物油各适量。

做法

1. 将番茄清洗干净，切成方块；卷心菜择洗干净，切成片。
2. 将牛肉洗净，切成薄片，入锅，加清水，大火烧开，将浮沫撇去；放入植物油、料酒，烧至牛肉快熟时，再将番茄、卷心菜倒入锅中，炖至熟，加入盐、鸡精，略炖片刻即可。

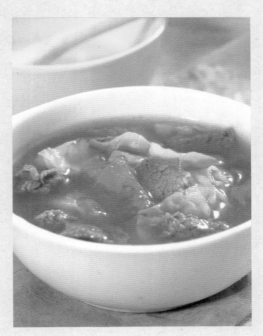

醋熘卷心菜

材料 卷心菜 200 克。

调料 植物油、盐、干辣椒、白糖、醋、酱油、花椒、水淀粉、蒜末、葱末、姜、香油各适量。

做法

1. 卷心菜择洗干净，切块；取小碗，加白糖、醋、酱油、水淀粉搅拌均匀，制成调味汁。
2. 炒锅置火上，倒入植物油烧热，炒香干辣椒、花椒、蒜末、葱末、姜，放入卷心菜翻炒至熟，加盐、香油、调味汁翻炒均匀即可。

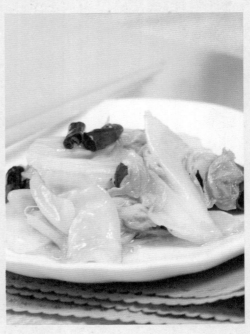

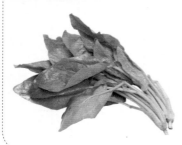

菠菜　促进肠道蠕动，有利于排便

性味归经　性凉，味酸，入膀胱经。

主要营养成分（*每100克可食部分*）

钙	66毫克	维生素C	32毫克
铁	2.9毫克	热量	116千焦
维生素A	4.87毫克		

药典摘要：菠菜"可利五脏，除肠胃热，解酒。疏通血脉，开胸下气，止口渴"。——《本草拾遗》

养生功效

帮助消化　菠菜含有大量的膳食纤维，具有促进肠道蠕动的作用，有利于排便，且能促进胰腺分泌，帮助消化。

降低血压　菠菜中含有的钙质，能够增加尿钠排泄，减轻钠对血压的不利影响，有利于降低血压。其所含的镁能泵入钾离子，限制钠内流，降低血压。

搭配宜忌

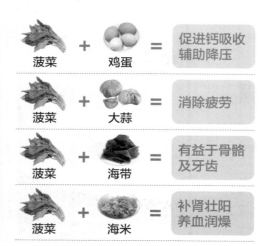

菠菜 ＋ 鸡蛋 ＝ 促进钙吸收辅助降压

菠菜 ＋ 大蒜 ＝ 消除疲劳

菠菜 ＋ 海带 ＝ 有益于骨骼及牙齿

菠菜 ＋ 海米 ＝ 补肾壮阳养血润燥

人群宜忌

✔ **糖尿病患者**　菠菜叶中含有一种类似胰岛素的物质，能使血糖保持稳定。

✔ **便秘者**　菠菜可清理人体肠胃的热毒，防止便秘。

✘ **腹泻者**　菠菜性凉，具有滑肠的作用。

食用小窍门

烹调菠菜前宜焯水，因为菠菜富含草酸，草酸会影响人体对钙的吸收，但是焯一下水可以减少菠菜中草酸的含量。比如菠菜和豆腐同吃时，一定要先焯水，如果不焯水，会影响豆腐中钙的吸收。

孕妈妈应多吃菠菜补叶酸

菠菜中富含叶酸，叶酸是 B 族维生素的一种，100 克菠菜中大约含叶酸 20 微克，叶酸可预防胎儿先天性神经管畸形。

养生食疗方

菠菜莲子汤

材料 菠菜 100 克，莲子 30 克，豌豆 20
克、枸杞子 5 克。

调料 盐 2 克，鸡精少许。

做法

1. 菠菜洗净，焯水后切段；莲子用清水
泡透，蒸至回软；豌豆、枸杞子分别
洗净。

2. 锅中倒入适量清水烧沸，放入豌豆、
枸杞子、莲子煮 5 分钟，加入菠菜段、
盐、鸡精煮沸即可。

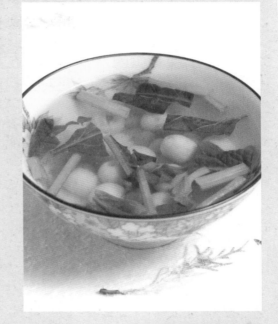

菠菜拌藕片

材料 菠菜、鲜藕各 200 克。

调料 盐 2 克，香油、鸡精各适量。

做法

1. 将菠菜嫩叶洗净，入沸水中稍焯，捞
出沥干备用；鲜藕去皮切片，入开水
余至断生，捞出沥干备用。

2. 将菠菜与鲜藕混合，加入盐、香油、
鸡精拌匀即可。

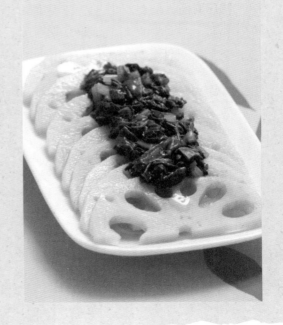

蔬菜类

芹菜 预防动脉硬化及心脑血管疾病

性味归经 性寒，味甘，入胃、膀胱经。

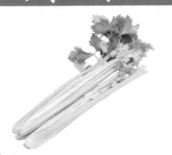

主要营养成分（*每100克可食部分*）

钾	154毫克	热量	71千焦
维生素A	60微克		
维生素C	12毫克		

药典摘要：芹菜"可聚积精气，除下瘀血，止霍乱腹泻"。
——《本草拾遗》

养生功效

降低血脂 芹菜中含有丰富的膳食纤维，可以促使胆固醇转化为胆酸，进而降低血脂，有效预防动脉硬化及心脑血管疾病。经常吃些芹菜，还可以中和尿酸及体内的酸性物质，对预防痛风有较好的效果。

降压清肠 芹菜叶柄肥嫩，含有丰富的矿物质、维生素和甘露醇，既能增进食欲，又有降压健脑、清肠利便的作用。

搭配宜忌

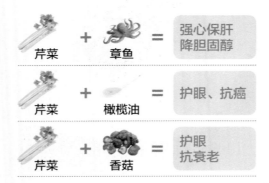

芹菜 + 章鱼 = 强心保肝 降胆固醇

芹菜 + 橄榄油 = 护眼、抗癌

芹菜 + 香菇 = 护眼 抗衰老

人群宜忌

✔ **便秘者** 芹菜含有大量的粗纤维，可刺激肠道蠕动，促进排便。

✔ **高血压患者** 有保护血管的作用，对高血压、血管硬化等均有辅助治疗作用。

✘ **低血压者** 芹菜有降血压的作用，故血压低者慎食。

食用小窍门

将芹菜先放沸水中焯烫，除了可以使成菜颜色翠绿，还可以减少炒菜的时间，降低油脂摄入量。

芹菜叶的健康吃法

芹菜叶中所含的胡萝卜素和维生素C比茎多，因此吃芹菜时叶子不要扔掉。芹菜叶可以和豆腐干等一起炒着吃，也可以单独凉拌食用。凉拌芹菜叶的做法十分简单，只需把芹菜叶焯烫一下，然后加调料拌匀就可以了，有清热、通便的功效。

养生食疗方

凉拌芹菜叶

材料　芹菜叶 100 克，鸡蛋 1 个。

调料　姜、蒜、辣椒油、生抽、醋、香油
　　　　各适量，盐 1 克。

做法

1. 芹菜叶洗净沥干水分；鸡蛋打散后摊
　成薄饼状，将鸡蛋饼切成小块。

2. 芹菜叶焯水捞出沥干水分。

3. 将芹菜叶和鸡蛋片混合，放入姜末、
　蒜末、辣椒油、生抽、醋、香油、盐
　等调味料拌匀即可。

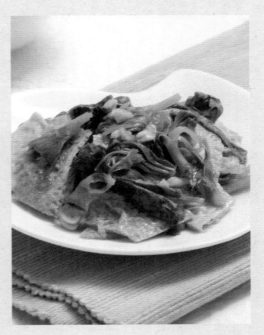

腐竹炒芹菜

材料　芹菜 200 克、水发腐竹 50 克、水
　　　　发黑木耳 50 克。

调料　盐 2 克，鸡精、香油、芝麻各适量。

做法

1. 芹菜洗净切寸段后焯水备用。

2. 水发腐竹、水发黑木耳洗净，腐竹切
　段，木耳切片，焯水至熟，备用。

3. 取大碗，放入上述食材，加入所有调
　味料拌匀，码盘即成。

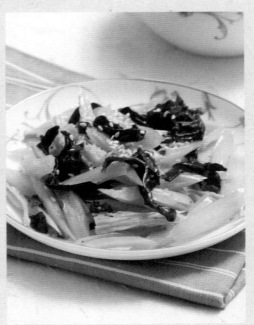

蔬菜类

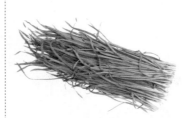

韭菜 消除水肿，增强肾功能

性味归经 性温，味甘，入胃、肝、肾经。

主要营养成分（每100克可食部分）

维生素A	3.5毫克	热量	120千焦
维生素C	24毫克	膳食纤维	1.4克
维生素E	0.96毫克	钾	247毫克

药典摘要：韭菜"可安抚五脏六腑，除胃中烦热，对患者有益，可以长期吃"。——《本草纲目》

养生功效

降低胆固醇 韭菜含有的膳食纤维，可以促进肠道蠕动，同时又能减少人体对胆固醇的吸收，起到预防和治疗动脉硬化等疾病的作用。

补肾温阳 韭菜温中开胃、行气活血，可补肾温阳、调和脏腑；韭菜子可固精助阳、补肾、暖腰膝，故可用于治疗阳痿、遗精、早泄等病症。

搭配宜忌

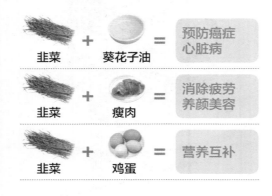

韭菜 + 葵花子油	=	预防癌症心脏病
韭菜 + 瘦肉	=	消除疲劳养颜美容
韭菜 + 鸡蛋	=	营养互补

人群宜忌

✔ **一般人群** 老少皆宜。

✔ **便秘者** 韭菜内含膳食纤维多，能促进肠道蠕动，保持大便畅通。

✔ **寒性体质者** 韭菜性温，有健胃暖中、温肾助阳、散瘀活血的功效。

✘ **阴虚火旺者** 韭菜不易消化，且容易上火。

食用小窍门

韭菜以初春时节的品质最佳，晚秋的次之，夏季的最差，有"春食则香，夏食则臭"之说。春季是养肝、养阳的季节，绿色入肝，韭菜有益于补养阳气、养护肝脏。夏季的韭菜一般比较老，纤维多而粗糙，食后不易消化，多食会引起腹胀或腹泻。

养生食疗方

韭菜炒鸡蛋

材料 鸡蛋 120 克，韭菜 150 克。

调料 盐 2 克，植物油适量。

做法

1. 韭菜洗净，切段；鸡蛋冲洗一下，磕开，搅匀。
2. 锅内倒油烧热，放入鸡蛋液翻炒，盛出。
3. 油锅留底油烧热，放入韭菜段翻炒，加盐，再加入鸡蛋块，炒熟即可。

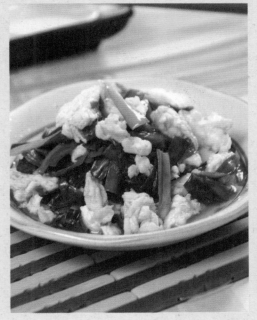

豆腐干炒韭菜

材料 韭菜 300 克，豆腐干 1 块，虾皮 20 克。

调料 植物油、盐、鸡精各适量。

做法

1. 豆腐干洗净，切长条；韭菜洗净，切段。
2. 炒锅置火上，倒油烧热，放入韭菜、豆腐干丝及虾皮，快速翻炒。
3. 加入盐、鸡精炒至韭菜断生，装盘即可。

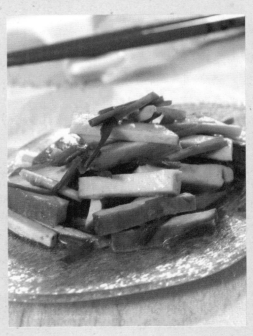

黄瓜 对抗皮肤老化，提高人体免疫力

性味归经 性凉，味甘，归肺、胃、大肠经。

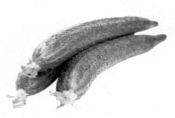

主要营养成分（每100克可食部分）

钾	102毫克	膳食纤维	500毫克
维生素C	9毫克	胡萝卜素	90毫克
维生素E	0.49毫克	热量	65千焦

药典摘要：黄瓜有"清热解渴、利水、消肿"的功效。
——《本草纲目》

养生功效

美容减肥 黄瓜具有美容功效，经常食用黄瓜可有效对抗皮肤老化，减少皱纹的产生，并可抑制糖类物质转变为脂肪，有助于达到减肥的效果。

保护肝脏 黄瓜中所含的丙氨酸、精氨酸和谷氨酰胺对肝脏病人，特别是对酒精性肝硬化患者有一定辅助治疗作用，可防治酒精中毒。

抗衰老、增强体质 黄瓜中含有丰富的维生素E，可起到延年益寿、抗衰老的作用；而黄瓜中含有的维生素C具有提高人体免疫力的作用。

搭配宜忌

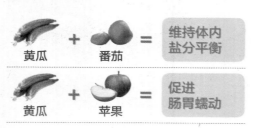

黄瓜 + 番茄 = 维持体内盐分平衡

黄瓜 + 苹果 = 促进肠胃蠕动

黄瓜 + 黑木耳 = 减肥、排毒

人群宜忌

- ✔ **一般人群** 老少皆宜。
- ✔ **爱美人士** 黄瓜汁有润肤去皱的功效。
- ✔ **糖尿病患者** 可以抑制糖类转变为脂肪。

食用小窍门

黄瓜尾部含有较多的苦味素，苦味素有抗癌的作用，所以烹饪时不要把黄瓜尾部全部丢掉。

切黄瓜片可用切片器

黄瓜被称为"厨房里的美容剂"，因其富含水分，很多女性喜欢用黄瓜片敷脸来给皮肤补水，但是苦于不能切得很薄。市面上有专门的黄瓜切片器，能切出晶莹剔透的薄片。

养生食疗方

拍黄瓜

材料 黄瓜 250 克。

调料 盐、蒜末、醋、鸡精、香菜末各适量，香油 3 克。

做法

1. 黄瓜洗净，用刀拍至微碎，切成块状，放入盘中。
2. 加入盐、蒜末、醋、鸡精、香菜末和香油拌匀即可。

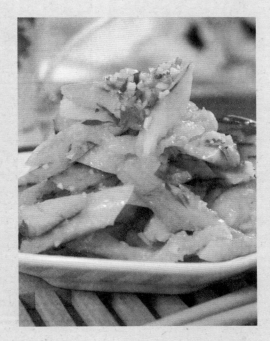

黄瓜虾仁羹

材料 黄瓜、虾仁各 100 克，豆腐 200 克，鸡蛋 1 个，熟芝麻少许。

调料 盐 4 克，白糖 2 克，葱末、料酒、香油、淀粉、鱼高汤各适量。

做法

1. 鸡蛋打散成蛋液；虾仁洗净，剁碎，加料酒、葱末、白糖、香油、盐拌匀；豆腐洗净，捣碎，加盐、淀粉、鸡蛋液拌匀；黄瓜洗净，切粒。
2. 锅内加入适量鱼高汤，水开后放入豆腐碎、虾仁蓉、黄瓜粒，煮至汤浓稠，撒入盐、熟芝麻即可。

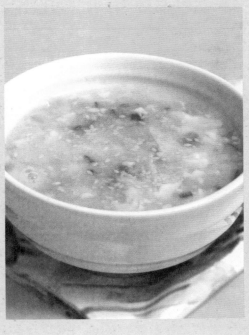

冬瓜 防止体内脂肪堆积

性味归经 性凉，味甘、淡，归肺、大肠、小肠、膀胱经。

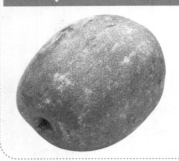

主要营养成分（*每100克可食部分*）

钾	78毫克	膳食纤维	0.7克
钙	19毫克	热量	52千焦
维生素C	18毫克		

药典摘要：冬瓜"清热，镇咳，和五脏，涤肠胃，利尿息肿，除烦愤恶气"，有消暑止渴、解毒、利尿退肿、镇咳祛痰的功效。——《本草纲目》

养生功效

美容减肥 冬瓜中富含丙醇二酸，能有效控制体内的糖类转化为脂肪，防止体内脂肪堆积，还能把多余的脂肪消耗掉，对防治高血压、肥胖有良好的效果。

消肿利尿 冬瓜钠盐含量低，有利尿的作用，对营养不良性水肿、孕妇水肿、肾病性水肿者有消肿作用，是糖尿病、水肿病、肾脏病及高血压患者的理想佳蔬。

人群宜忌

✔ **高血压患者** 冬瓜钾含量高，钠含量低，最适合高血压患者。

✔ **肥胖者** 冬瓜中富含丙醇二酸，有良好的减肥效果。

✘ **脾胃虚弱者** 冬瓜性凉，宜少食。

食用小窍门

冬瓜具有解热利尿的功效，煮汤时可连皮一起，效果更加明显。

搭配宜忌

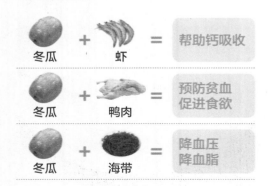

冬瓜 ＋ 虾 ＝ 帮助钙吸收

冬瓜 ＋ 鸭肉 ＝ 预防贫血 促进食欲

冬瓜 ＋ 海带 ＝ 降血压 降血脂

这样来选购

冬瓜表皮外有一层白粉状的东西，俗称"白霜"，在购买的时候要注意，白霜越多的冬瓜越好。挑选时还可以用指甲掐一下，皮较硬、肉质致密、种子已成熟变成黄褐色的口感好。

养生食疗方

紫水晶冬瓜

材料 冬瓜 200 克，紫甘蓝 100 克。

调料 柠檬汁、白糖各 20 克。

做法

1. 冬瓜洗净，去子，用挖球器挖成球状，在开水中焯烫至断生；将紫甘蓝洗净，切碎，加适量凉白开搅拌均匀，滤汁待用。

2. 在紫甘蓝汁中倒入柠檬汁，这时紫甘蓝汁会变成玫红色，然后再加入白糖调味。

3. 将冬瓜球放进紫甘蓝汁中浸泡，2～3 小时候后入味即可食用。

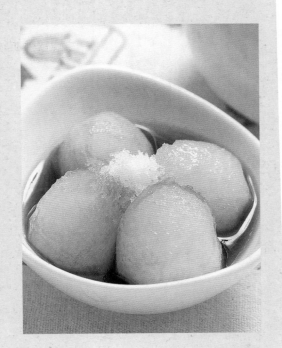

多味冬瓜

材料 鲜虾肉 30 克，鲜草菇 25 克，鸡蛋 1 个，冬瓜 400 克，猪瘦肉 50 克。

调料 植物油、料酒、水淀粉、盐、鸡精、胡椒粉、香油各适量。

做法

1. 冬瓜洗净，切成大块；猪瘦肉、鲜虾肉切碎，用水淀粉拌匀；草菇洗净焯水；鸡蛋打成蛋液。冬瓜块放蒸锅里蒸至熟软，刮出冬瓜肉，碾成泥。

2. 锅内放油烧热，烹入料酒、水、冬瓜泥、猪肉、草菇、鲜虾肉、蛋液、盐、鸡精、胡椒粉拌炒，等汤水沸时，加适量水淀粉勾薄芡，滴入少许香油即可。

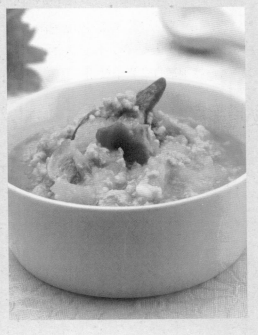

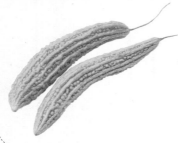

苦瓜　减轻人体胰岛细胞的负担

性味归经　性寒，味苦，归心、肝、脾、肺经。

主要营养成分（每100克可食部分）

钾	256毫克	维生素C	56毫克
钙	14毫克	热量	91千焦
镁	18毫克		

药典摘要：苦瓜"可除邪热，解劳乏，清心明目"。——《本草纲目》

养生功效

降血糖　苦瓜中的苦瓜皂苷被称为"植物胰岛素"，有明显的降血糖作用，不仅可以减轻人体胰岛细胞的负担，还有利于胰岛 β 细胞功能的恢复。

清热解毒　苦瓜含有奎宁，能抑制过度兴奋的体温中枢，达到清热解毒的功效；由于味微苦，吃后还能刺激人体唾液、胃液分泌，令人食欲大增，清热防暑，特别适合在夏季食用。

搭配宜忌

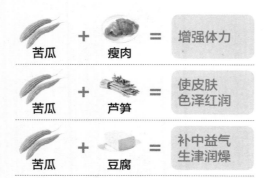

苦瓜　+　瘦肉　=　增强体力

苦瓜　+　芦笋　=　使皮肤色泽红润

苦瓜　+　豆腐　=　补中益气生津润燥

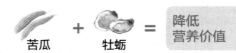

苦瓜　+　牡蛎　=　降低营养价值

人群宜忌

✔ **癌症患者**　苦瓜可提高人体的抗癌能力。

✔ **糖尿病患者**　苦瓜能够预防和改善糖尿病并发症。

✘ **孕妇**　由于苦瓜中含有奎宁，可能会导致流产，故孕妇应慎食苦瓜。

食用小窍门

烹调苦瓜以大火快炒或凉拌的方式为宜，因为烹调的时间长，水溶性维生素会释出而流入菜汁中，或者随着加热的蒸汽蒸发，不但影响口感，也造成营养成分流失，而降低营养价值。

养生食疗方

香菇苦瓜

材料 苦瓜400克，干香菇50克，红椒
丝20克。

调料 盐、白糖、鸡精、料酒、植物油各
适量。

做法

1. 干香菇泡发，洗净，挤去水分，切丝；
苦瓜洗净，去瓤，切条，入沸水中焯
烫，捞出，沥水待用。

2. 炒锅置火上，倒油烧热，放入香菇丝
翻炒，下入苦瓜条翻炒至熟透。

3. 最后加入盐、红椒丝、料酒、白糖、
鸡精及少许泡香菇水，烧沸即可。

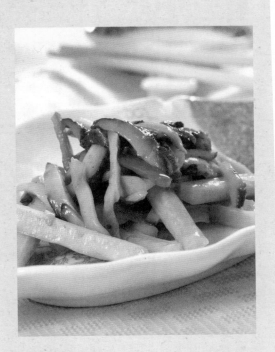

苦瓜排骨汤

材料 苦瓜250克，排骨200克。

调料 葱段、姜片、料酒、盐各适量。

做法

1. 苦瓜去蒂，去瓤，洗净，切块，放沸水
中余烫，洗净；排骨洗净，切小块。

2. 锅置火上，放入排骨、清水，大火烧
开，撇去浮沫后放入葱段、姜片、料
酒，改用小火烧至排骨熟烂，加入苦
瓜同煮约10分钟，加盐调味即可。

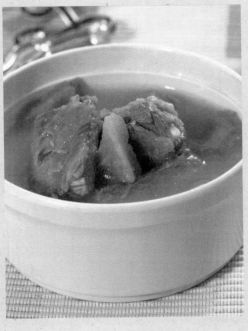

养生功效

清热解毒、清心明目，适合心火
旺、眼睛热痛、咽喉苦涩的熬夜族。

南瓜　保护胃黏膜

性味归经　性平，味甘，归脾、胃经。

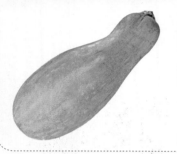

主要营养成分（*每100克可食部分*）

蛋白质	0.7克	胡萝卜素	890微克
脂肪	0.1克	钾	145毫克
糖类	5.3克		

药典摘要：南瓜"补中益气"。——《本草纲目》

养生功效

解毒、保护胃黏膜　南瓜含有丰富的果胶，能吸附和消除体内细菌、毒素和其他有害物质，起到解毒作用；还可以保护胃肠道黏膜，免受粗糙食品刺激，促进溃疡愈合。

降低血糖　钴是人体胰岛细胞所必需的微量元素。南瓜含有丰富的钴，对降低血糖、防治糖尿病有特殊的疗效。

搭配宜忌

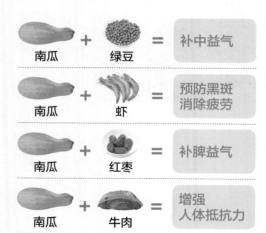

南瓜 ＋ 绿豆 ＝ 补中益气

南瓜 ＋ 虾 ＝ 预防黑斑 消除疲劳

南瓜 ＋ 红枣 ＝ 补脾益气

南瓜 ＋ 牛肉 ＝ 增强 人体抵抗力

人群宜忌

✔ **抵抗力弱的人**　提高免疫力。

✔ **胆固醇过高的人**　排出人体多余胆固醇。

✔ **体寒者**　南瓜是一种能暖胃的食物，体寒者可以常吃。

✘ **黄疸患者**　容易加重症状。

食用小窍门

南瓜皮含有丰富的胡萝卜素和维生素，所以去皮时，不要去得太厚。

南瓜宜用油烹炒后再食用，这样更有助于吸收其所含有的胡萝卜素。

糖尿病患者如何吃南瓜

糖尿病患者吃南瓜时要注意以下几点：①尽量不要熬粥，因为稠粥的生糖指数较高。②要把南瓜当成主食的一部分，也就是说进食南瓜的同时应适当减少主食量。③南瓜的种类很多，含糖量也不一样，糖尿病患者最好选择含糖量少的南瓜。

养生食疗方

红枣蒸南瓜

材料　南瓜 250 克，红枣 20 克。

调料　白糖适量。

做法

1. 南瓜削去硬皮，去瓤，切成厚薄均匀的片；红枣泡发洗净。
2. 南瓜片装入盘中，加入白糖拌均匀，摆上红枣。
3. 蒸锅上火，放入南瓜片和红枣，蒸约 30 分钟，至南瓜熟烂即可。

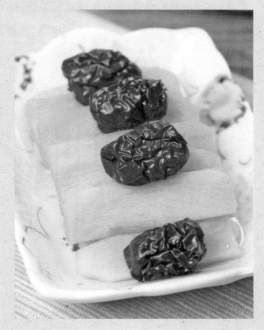

虾皮烧南瓜

材料　南瓜 250 克。

调料　葱花、花椒粉、干朝天椒段、虾皮、盐、鸡精各适量，植物油 4 克。

做法

1. 南瓜去皮去瓤，洗净，切块。
2. 炒锅置火上，倒入植物油，待油温烧至七成热，加葱花、花椒粉、干朝天椒段炒香，加南瓜块和虾皮翻炒均匀。
3. 加适量清水烧至南瓜块熟透，用盐和鸡精调味即可。

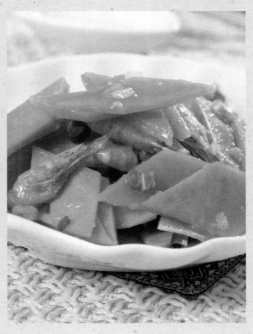

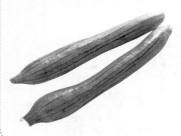

丝瓜　清热化痰、凉血解毒

性味归经　性凉，味甘，归肝、胃经。

主要营养成分（*每100克可食部分*）

钾	115毫克	维生素B$_1$	0.02毫克
硒	0.86微克	维生素B$_2$	0.04毫克
维生素C	5毫克	热量	90千焦

药典摘要：丝瓜"有凉血解热毒、活血脉、通经络、祛痰、祛风化痰、除热利肠和下乳汁等妙用"。——《本草纲目》

养生功效

清热解毒　丝瓜味甘，性凉，用丝瓜做菜肴或捣汁内服，有清热化痰、凉血解毒之功效，可用于治疗热病烦渴、咳嗽痰喘、便血尿血等症。

降低血脂　丝瓜所富含的膳食纤维可帮助人体排出多余的胆固醇，防止血脂升高，可起到保护心脑血管正常功能的作用。

搭配宜忌

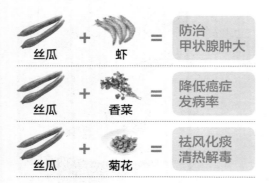

丝瓜 ＋ 虾 ＝ 防治甲状腺肿大

丝瓜 ＋ 香菜 ＝ 降低癌症发病率

丝瓜 ＋ 菊花 ＝ 祛风化痰清热解毒

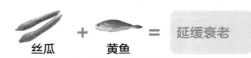

丝瓜 ＋ 黄鱼 ＝ 延缓衰老

人群宜忌

✔ **一般人群**　老少皆宜。

✔ **便秘者**　丝瓜所含热量不高，丝瓜中的黏液质、皂苷有利于排便。

✔ **月经不调者**　多吃丝瓜，对调理月经不调有帮助。

✘ **脾胃虚寒、腹泻者**　丝瓜性凉，不宜食用。

食用小窍门

丝瓜中含有很多植物黏液与木胶质，这些物质如果没有彻底煮熟，食用后容易刺激肠胃，出现食欲缺乏、反胃、胸闷或腹痛等不适症状，因此丝瓜要煮熟再吃。

养生食疗方

木耳烩丝瓜

材料 丝瓜 250 克，水发黑木耳 25 克。

调料 葱花、盐、鸡精、水淀粉、植物油
各适量。

做法

1. 丝瓜去皮和蒂，洗净，切成滚刀块；
   水发黑木耳择洗干净，撕成小朵。

2. 炒锅置火上，倒入适量植物油，待油
   温烧至七成热，加葱花炒出香味。

3. 倒入丝瓜和黑木耳翻炒至熟，用盐和
   鸡精调味，水淀粉勾芡即可。

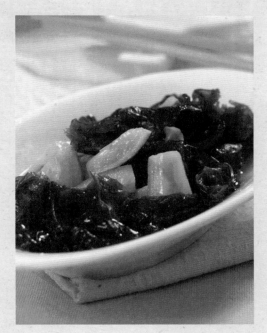

番茄丝瓜

材料 丝瓜 250 克，番茄 100 克。

调料 葱花、盐、鸡精、植物油各适量。

做法

1. 丝瓜去皮和蒂，洗净，切成滚刀块；
   番茄洗净，去蒂，切块。

2. 炒锅置火上，倒入适量植物油，待油
   温烧至七成热，加葱花炒出香味。

3. 放入丝瓜块和番茄块炒熟，用盐和鸡
   精调味即可。

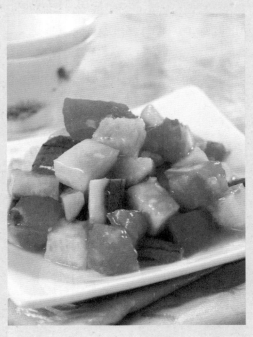

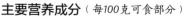

蔬菜类

番茄　调整胃肠功能，预防动脉硬化

性味归经　性微寒，味甘，入肺、胃经。

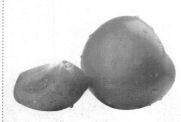

主要营养成分（每100克可食部分）

钾	163毫克	膳食纤维	800毫克
维生素A	530毫克	热量	61千焦
维生素C	8毫克		

药典摘要：番茄"甘酸微寒，生津止渴，健胃消食，治口渴、食欲缺乏"。——《本草纲目》

养生功效

防止脑血栓　番茄所含的维生素C、芸香苷、番茄红素，可降低血胆固醇，预防动脉硬化。此外，番茄还具有抗血小板凝聚的功效，可以防止脑血栓的发生。

润肠养胃　番茄含苹果酸、柠檬酸等有机酸，能增加胃酸浓度，调整胃肠功能；其所含膳食纤维则可防治便秘。

搭配宜忌

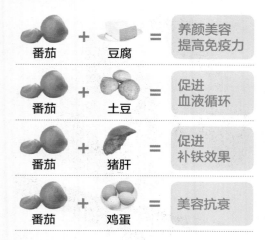

番茄 ＋ 豆腐 ＝		养颜美容提高免疫力
番茄 ＋ 土豆 ＝		促进血液循环
番茄 ＋ 猪肝 ＝		促进补铁效果
番茄 ＋ 鸡蛋 ＝		美容抗衰

人群宜忌

✔ **一般人群**　老少皆宜。

✔ **肾虚者**　宜多食番茄。

✔ **爱美人士**　熟食番茄，美容效果极佳。

✔ **阴性体质的人**　一定要加热后食用。

✘ **白癜风患者**　因番茄中含有大量维生素C，能阻止多巴酶氧化成多巴色素，而多巴色素能阻止病变处黑色素的再生。

食用小窍门

番茄红素遇光、热和氧气容易分解，因此，烹调时应避免长时间加热。

生吃补维生素C，熟吃补番茄红素

番茄富含维生素C和番茄红素，这两种营养物质都有润泽肌肤、防晒、抗氧化的效果，但是吃法各有侧重。生吃可更好地吸收维生素C，熟吃可更好地吸收番茄红素，因为番茄红素是脂溶性的，经油炒后能更好地被吸收利用。

养生食疗方

番茄枸杞玉米羹

材料 玉米粒 200 克，番茄 50 克，枸杞
子 10 克，鸡蛋 1 个（取蛋清）。

调料 盐 4 克，鸡精 2 克，香油、水淀
粉、番茄高汤各适量。

做法

1. 玉米粒洗净；番茄洗净，去蒂，切块；
枸杞子洗净；鸡蛋清打匀。

2. 汤锅置火上，放入番茄高汤，倒入玉
米粒煮开，转中小火煮 5 分钟，放入
番茄块、枸杞子烧开，用水淀粉勾芡，
加入鸡蛋清搅匀，加盐、鸡精，淋入
香油即可。

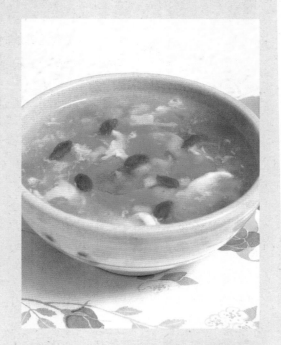

猪肝番茄豌豆汤

材料 猪肝 150 克，番茄 250 克，鲜豌豆
40 克。

调料 盐 4 克，鸡精 2 克，淀粉少许，姜
片、料酒、酱油、香油、猪骨高汤
各适量。

做法

1. 鲜猪肝洗净，切片，用料酒、淀粉、
酱油腌渍；番茄剥去皮，切四瓣；鲜
豌豆煮熟，过凉，沥干。

2. 锅内放猪骨高汤，大火烧沸后放番茄
瓣、豌豆、姜片煮沸，转小火煲 10 分
钟，放入猪肝片煮开，加入适量盐和
鸡精，淋入香油即可。

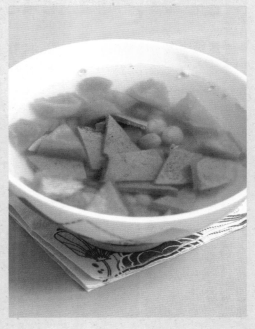

洋葱　增强细胞的活力和代谢能力

性味归经　性温，味甘、微辛，归心、脾、胃、肺经。

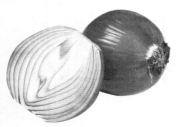

主要营养成分（*每100克可食部分*）

钾	147毫克	热量	169千焦
钙	24毫克		
维生素C	8毫克		

药典摘要：洋葱可"散瘀血"，还有发散风寒、提神、增进食欲等功效。——《本草纲目》

养生功效

预防血栓　洋葱含前列腺素 A，可增加冠状动脉的血流量，预防血栓形成，经常食用对高血压、血脂异常症和心脑血管病人都有保健作用。洋葱能帮助细胞更好地利用葡萄糖，同时降低血糖，供给脑细胞热能，是糖尿病患者的食疗佳蔬。

延缓衰老　洋葱能清除体内的自由基，增强细胞的活力和代谢能力，具有延缓衰老的功效。

搭配宜忌

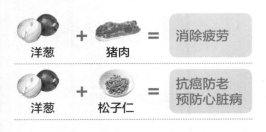

洋葱　＋　猪肉　＝　消除疲劳

洋葱　＋　松子仁　＝　抗癌防老 预防心脏病

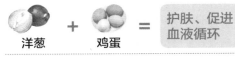

洋葱　＋　鸡蛋　＝　护肤、促进血液循环

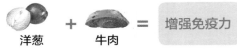

洋葱　＋　牛肉　＝　增强免疫力

人群宜忌

✔ **高血压患者**　洋葱含有前列腺素 A，能促进钠的排泄，具有降低血压的作用。

✔ **肠道疾病患者**　洋葱中含有特殊香气的植物杀菌素，具有抑菌作用。

✘ **皮肤病患者**　吃洋葱易上火。

食用小窍门

切洋葱时总是被它辛辣的味道刺激到，其实切之前，把切菜刀在冷水中浸一会儿，再切时就不会刺激眼睛而流泪了。也可以先将洋葱对半切开后泡一下凉水再细切，这样也不会辣眼睛。

养生食疗方

猪肝炒洋葱

材料 洋葱 100 克，猪肝 50 克。

调料 料酒、水淀粉、葱花、花椒粉、
　　　　盐、鸡精、植物油各适量。

做法

1. 猪肝去净筋膜，洗净，切片，用料酒
　 和水淀粉腌渍 15 分钟；洋葱去老膜，
　 去蒂，洗净，切方片。

2. 炒锅置火上，倒入适量植物油，待油
　 温烧至七成热，加葱花、花椒粉炒香，
　 放入猪肝片滑熟。

3. 放入切好的洋葱片炒熟，用盐和鸡精
　 调味即可。

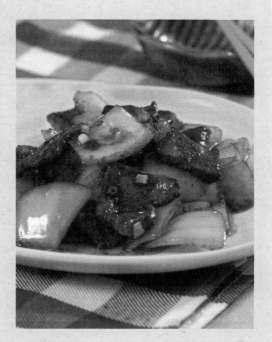

浇汁洋葱

材料 洋葱 350 克。

调料 海鲜酱油、醋各 10 克，盐 3 克，
　　　　鸡精、香油、香菜叶各少许，鲜汤
　　　　适量。

做法

1. 洋葱剥去外皮，一切为二，先切成约
　 0.5 厘米厚的片，再切成丝，盛入盘中。

2. 将鲜汤、海鲜酱油、醋、盐、鸡精、
　 香油倒入碗中调成味汁，浇在洋葱丝
　 上拌匀，放入香菜叶即可。

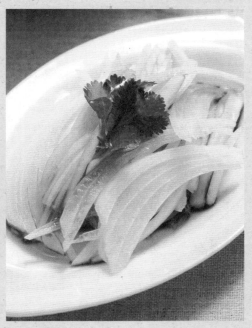

茄子 增强记忆力，减缓脑部疲劳

性味归经　性凉，味甘，归脾、胃、大肠经。

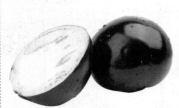

主要营养成分（*每100克可食部分*）

钾	142毫克	热量	97千焦
维生素C	5毫克		
维生素E	1.13毫克		

药典摘要：茄子"散血止痛，去痢利尿，消肿宽肠"，还有祛风通络的功效。——《本草纲目》

养生功效

增强记忆力　茄子含有硫胺素，具有增强大脑和神经系统功能的作用，常吃茄子可增强记忆力，减缓脑部疲劳，是脑力劳动者和青年学生的保健菜。

保护血管　茄子富含芸香苷，可软化血管，增强血管弹性，降低毛细血管的脆性及通透性，对高血压、动脉硬化等症有一定治疗效果。

搭配宜忌

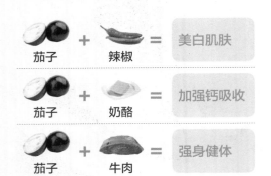

茄子　＋　辣椒　＝　美白肌肤

茄子　＋　奶酪　＝　加强钙吸收

茄子　＋　牛肉　＝　强身健体

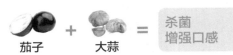

茄子　＋　大蒜　＝　杀菌 增强口感

人群宜忌

✔ **出血性疾病患者**　紫茄子富含芸香苷，可改善毛细血管脆性，防止小血管出血。

✔ **高胆固醇血症患者**　茄子纤维中所含的皂苷具有降低胆固醇的功效。

✔ **内痔便血者**　茄子有清热活血、消肿止痛之功效。

✘ **腹泻者**　茄子性寒凉，可加重腹泻症状。

食用小窍门

紫茄子的皮中含有丰富的维生素E和芸香苷，因此，食用时不宜去皮。

养生食疗方

清蒸茄子

材料　茄子 500 克，水发香菇 50 克。

调料　鸡精、料酒、盐、香油、葱段、姜片、植物油各适量。

做法

1. 将茄子洗净，去皮，切滚刀块；水发香菇去蒂，除去杂质，洗净。
2. 取一个大碗，依次码上香菇、茄块，均匀撒上盐和鸡精。
3. 锅置火上，放油烧热，将热油、料酒和水倒入盛有香菇、茄块的碗内，再摆上葱段和姜片。将碗放入蒸锅，用大火隔水蒸半小时，去掉葱、姜，淋入香油即可。

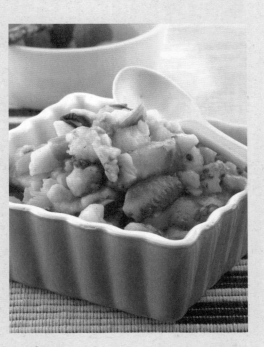

茄子粥

材料　大米 100 克，茄子 30 克。

调料　盐、鸡精各适量。

做法

1. 把茄子洗净，去蒂，切小块；大米淘洗干净，浸泡 30 分钟。
2. 锅置火上，将清水、大米与茄子块一起入锅，先用大火煮沸，再改用小火焖煮至大米熟烂，加盐、鸡精调味即可。

养生功效

　　这道粥含有膳食纤维、维生素 E，可降低血胆固醇水平，吸附体内的油脂，适宜减肥的人吃。

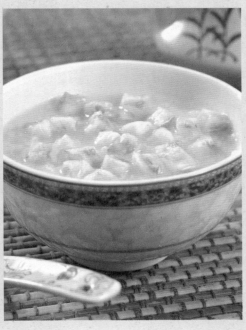

莲藕　补益气血，增强人体免疫力

性味归经　性寒，味甘，归心、脾、胃经。

主要营养成分（*每100克可食部分*）

钾	243毫克	维生素E	0.73毫克
钠	44.2毫克	热量	304千焦
维生素C	44毫克		

药典摘要：莲藕"为祛瘀生津之佳品"，具有清热、生津凉血、散瘀、补脾、开胃、止泻的功效。——《本草纲目》

养生功效

补益气血　莲藕有健脾止泻作用，能增进食欲，促进消化，开胃健中。另外，莲藕还有明显的补益气血、增强人体免疫力的作用。

帮助消化　莲藕既能帮助消化、防止便秘，又能防止动脉硬化、改善血液循环，有益于身体健康。此外，莲藕还有助于止住胃溃疡、痔疮引起的出血。

搭配宜忌

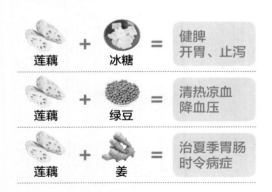

莲藕 ＋ 冰糖 ＝ 健脾 开胃、止泻

莲藕 ＋ 绿豆 ＝ 清热凉血 降血压

莲藕 ＋ 姜 ＝ 治夏季胃肠时令病症

人群宜忌

✔ **一般人群**　老少皆宜。

✔ **出血性疾病患者**　莲藕可止血。

✔ **糖尿病、高血压患者**　莲藕的食物纤维能够促进胆固醇和糖排出，可预防糖尿病和高血压。

✘ **产妇**　莲藕性凉，产妇不宜过早食用，一般产后 1 ～ 2 周后再吃可以逐瘀。

食用小窍门

莲藕生吃，比如凉拌，可清热解毒、润肺、凉血行瘀。做熟的藕性由寒变温，可健脾开胃、益血止泻。莲藕有很好的散瘀效果，产妇可食用莲藕以促进恶露排出，但是宜煮或炖，不宜凉拌。

烹调莲藕时，不宜煮太长时间，否则不仅会失去脆感，还会损失维生素 C。一般来说，烹饪莲藕时断生即可食用。

养生食疗方

莲藕红豆瘦肉汤

材料 猪瘦肉 250 克，莲藕 500 克，红豆
　　　30 克。

调料 盐适量。

做法

1. 猪瘦肉洗净，切块；莲藕去节，刮皮，
　 洗净，切段；红豆洗净，浸泡 4 小时。

2. 把猪瘦肉、莲藕、红豆放入锅内，加
　 清水适量，大火煮沸后，用小火煲
　 2 ~ 3 小时，加盐调味即可。

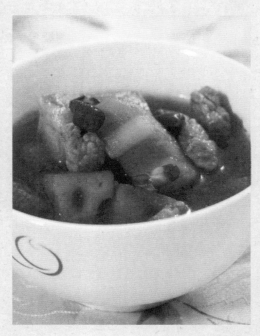

莲藕虾仁粥

材料 莲藕 100 克，鲜虾、大米各 80 克。

调料 盐、葱花、胡椒粉、香油各适量。

做法

1. 将鲜虾去壳，挑去虾线，洗净后沥水，
　 放入盐和胡椒粉拌匀；将莲藕去皮，切
　 成均匀薄片；大米洗净，浸泡 30 分钟。

2. 锅中放入大米、藕片和水，大火煮滚
　 后转小火，煮至黏稠时，加入虾仁、
　 盐，改大火煮 1 分钟关火，撒上葱花、
　 胡椒粉，淋上香油即可。

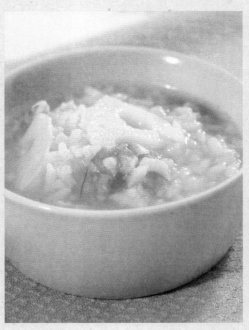

土豆

保持血管弹性，预防肠道疾病

性味归经　性平，味甘，归胃、大肠经。

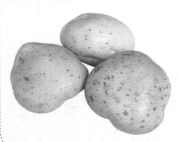

主要营养成分（*每100克可食部分*）

钾	342毫克	维生素B$_1$	0.08毫克
维生素C	27毫克	维生素B$_2$	0.04毫克
膳食纤维	0.7克	热量	439千焦

药典摘要：土豆"补气，健脾，消炎，解毒"。——《本草纲目》

养生功效

预防脑卒中　常吃土豆可减少脂肪摄入，起到减肥的作用。土豆中的黏液蛋白，可保持血管的弹性，降低高血压患者发生脑卒中和心肌梗死的风险。

健脾养胃　土豆含有大量淀粉以及B族维生素、维生素C等，能促进脾胃的消化功能。

宽肠通便　土豆含有大量膳食纤维，能宽肠通便，帮助机体及时排泄代谢毒素，防止便秘，预防肠道疾病的发生。

搭配宜忌

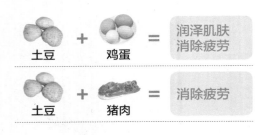

土豆　＋　鸡蛋　＝　润泽肌肤 消除疲劳

土豆　＋　猪肉　＝　消除疲劳

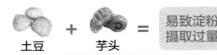

土豆　＋　芋头　＝　易致淀粉摄取过量

人群宜忌

✔ **肥胖者**　土豆脂肪含量少，还可以让身体把多余脂肪渐渐代谢掉。

✔ **爱美人士**　土豆汁液涂敷于面部，增白作用十分显著。

✘ **哮喘病患者**　土豆产气易致腹胀，上顶胸腔，加重喘促。

✘ **腹痛、腹胀者**　土豆易产生气体，加重腹胀腹痛。

食用小窍门

未成熟、已发芽或表皮颜色变绿的土豆，其有毒物质龙葵素含量很高，过量食用就会引发中毒症状，因此不宜食用。

养生食疗方

酸辣土豆丝

材料 土豆 400 克，青椒 20 克。

调料 酱油、醋各 5 克，葱末、姜末各 2 克，盐、香油各 3 克，植物油适量。

做法

1. 土豆去皮，洗净，切丝，放入水中浸泡 5 分钟，控水。
2. 青椒洗净，去蒂及子，切丝。
3. 锅置火上，放植物油烧热，放入葱末、姜末炝锅，放入土豆丝翻炒至半透明。
4. 加入青椒丝，烹入醋、盐、酱油，淋上香油即可。

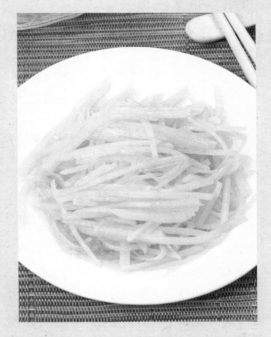

土豆蒸鸡块

材料 鸡肉 500 克，土豆 200 克，米粉 50 克。

调料 姜片、老抽各 5 克，红椒丝、青椒丝、豆瓣酱各 20 克，盐 3 克，植物油适量。

做法

1. 鸡肉洗净，剁小块，用姜片、盐、老抽腌制片刻；土豆洗净，去皮，切成滚刀块，将土豆块和鸡块放在一起，加上豆瓣酱、米粉和植物油拌匀，待用。
2. 蒸锅加水烧热，将土豆块铺在蒸格上，鸡块铺在土豆上面，蒸约 40 分钟至熟。
3. 将鸡块铺在碗底，土豆铺在上面，反扣在盘子里，撒上青椒丝、红椒丝即可。

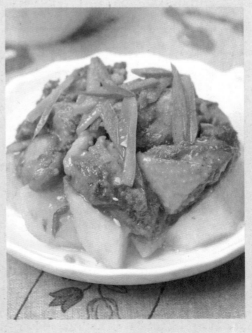

菜花 减少患心脏病与脑卒中的危险

性味归经　性平，味甘，归肾、脾、胃经。

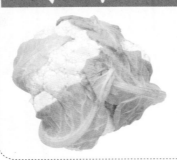

主要营养成分（*每100克可食部分*）

维生素B$_2$	0.08毫克	热量	110千焦
维生素C	62毫克		
膳食纤维	1.2克		

药典摘要：菜花有"补脾和胃、补髓壮骨、益心力、清热解渴、利尿通利"的功效。——《本草纲目》

养生功效

延缓衰老　菜花具有明显的抗氧化作用，能增强人体的免疫功能，起到防病保健、延缓衰老的功效。

美白肌肤　菜花中含有二硫酚硫酮，可以减少黑色素酶及皮肤色素斑的形成，经常食用对肌肤有很好的美白效果。

保护心脏　菜花是含有类黄酮最多的食物之一。类黄酮是最好的血管清理剂，能减少患心脏病与脑卒中的危险。

搭配宜忌

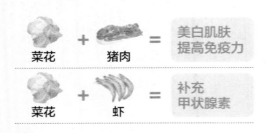

菜花 ＋ 猪肉 ＝ 美白肌肤 提高免疫力

菜花 ＋ 虾 ＝ 补充甲状腺素

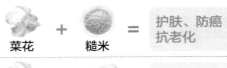

菜花 ＋ 糙米 ＝ 护肤、防癌抗老化

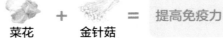

菜花 ＋ 金针菇 ＝ 提高免疫力

人群宜忌

✔ **一般人群**　老少皆宜。

✔ **心脑血管病患者**　菜花中的类黄酮是最好的血管清理剂，能减少心脑血管疾病的发生率。

✔ **免疫力低下者**　菜花可增强肝脏解毒能力，提高机体免疫力。

食用小窍门

菜花虽然营养丰富，但常带有残留的农药，还容易生菜虫，所以在吃之前，可将菜花放在盐水里浸泡几分钟，菜虫就跑出来了，还可有助于去除残留农药。

养生食疗方

莴笋菜花汤

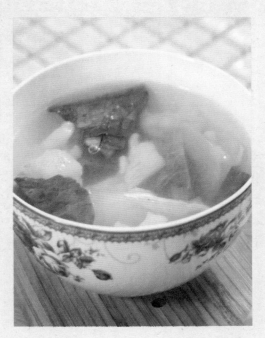

材料 莴笋 200 克，菜花 150 克，鸡胸肉 200 克。

调料 盐、水淀粉、姜末、鸡精各适量。

做法

1. 将莴笋洗净切片，叶子切成小段；菜花洗净掰成小朵；鸡胸肉洗净切成小薄片，用水淀粉、盐抓匀。

2. 锅内倒入适量水，烧开后先放姜末、肉片，半分钟后放入备好的莴笋和菜花，再煮 3 分钟，加入适量盐和鸡精调味即可。

菜花肉片

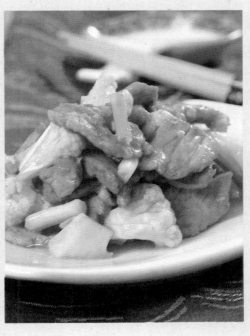

材料 猪里脊肉 300 克，菜花 200 克。

调料 葱段、姜片、甜面酱、酱油、植物油、老抽、花椒油、料酒、盐、鸡精、高汤、白糖、淀粉各适量。

做法

1. 猪里脊肉洗净，切片，加入淀粉、老抽腌渍待用；菜花洗净，掰成小朵，在沸水中焯一下，捞出，控净水分待用。

2. 炒锅置火上，倒油烧热，放入葱段、姜片爆香，放入肉片翻炒至断生，加甜面酱、料酒、酱油煸炒，加白糖、鸡精、高汤和少许盐翻炒。

3. 下入菜花翻炒 3 分钟，淋上花椒油即可。

蔬菜类

山药　降低血液胆固醇，延年益寿

性味归经　性平，味甘，归肺、脾、肾经。

主要营养成分（*每100克可食部分*）

钾	213毫克	膳食纤维	0.8克
糖类	12.4克	热量	240千焦
维生素C	5毫克		

药典摘要：山药有"益肾气、强筋骨、健脾胃、止泻痢、化痰涎、润皮毛、治泄精健忘"等功效。——《本草纲目》

养生功效

滋阴补阳　山药含重要的营养成分薯蓣皂素，有滋阴补阳、促进新陈代谢的功效。中医认为，山药还有健脾益胃、延年益寿的功效。

降低血糖　山药富含甘露聚糖和黏蛋白，可降低血液胆固醇，预防心脑血管系统的脂质沉积，有利于防止动脉硬化，还有降低血糖的作用，可用于辅助治疗糖尿病，是糖尿病人的食疗佳品。

搭配宜忌

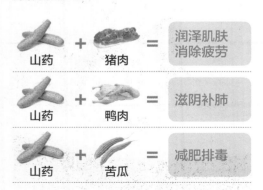

山药　＋　猪肉　＝　润泽肌肤 消除疲劳

山药　＋　鸭肉　＝　滋阴补肺

山药　＋　苦瓜　＝　减肥排毒

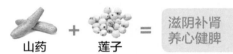

山药　＋　莲子　＝　滋阴补肾 养心健脾

人群宜忌

✔ **一般人群**　老少皆宜。

✔ **减肥者**　山药是健美食品，把山药作为主食，可避免因节食对人体功能造成破坏，还有利于达到减肥目的。

✘ **便秘者**　山药有收涩作用，便秘者不宜食。

食用小窍门

山药烹调的时间最好不要过长，久煮容易使山药中所含的淀粉酶遭到破坏，降低其健脾、帮助消化的功能。山药皮中所含的皂苷或黏液里含的植物碱，直接接触会引起过敏而发痒，处理山药时可戴上一次性手套，避免直接接触。

养生食疗方

山药珍珠丸子

材料 糯米 150 克，猪瘦肉 50 克，山药 50 克。

调料 淀粉、盐、鸡精各适量。

做法

1. 糯米洗净，浸泡 4 小时；猪肉洗净，剁成蓉；山药洗净去皮，蒸熟后捣烂；猪肉蓉和山药泥加入淀粉、盐、鸡精拌匀。

2. 将猪肉山药泥捏成大小适中的丸子，外边滚上一层糯米，装在盘里，放在笼中蒸熟即可。

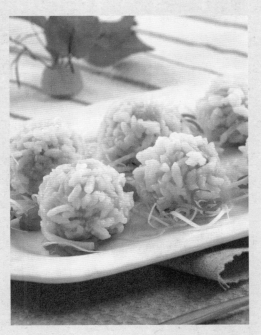

冰糖山药羹

材料 山药 250 克。

调料 冰糖适量。

做法

1. 将山药洗净，削去皮，切成小块。

2. 锅内倒入适量水，烧沸后放入山药块，待山药煮至六成熟时，放入冰糖，煮至山药软糯、汤汁浓稠即可。

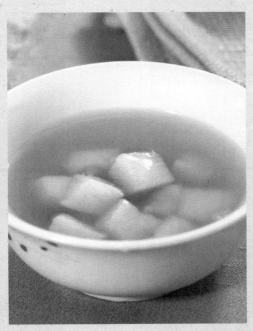

白萝卜 降低胆固醇，维持血管弹性

性味归经　性凉，味辛、甘，归脾、胃经。

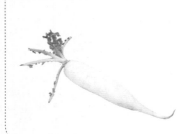

主要营养成分（每100克可食部分）

钾	173毫克	膳食纤维	1克
钙	36毫克	热量	94千焦
维生素C	21毫克		

药典摘要：白萝卜能"大下气，消谷和中，去邪热气"，有清热解毒、健胃消食、化痰止咳、顺气利便、生津止渴、补中安脏等功效。——《本草纲目》

养生功效

降低胆固醇　白萝卜能抑制黑色素合成，阻止脂肪氧化，防止脂肪沉积，还可洁净血液和皮肤。常吃白萝卜可促进胃肠蠕动，有助于体内废物的排出，同时还能降低胆固醇，有利于血管弹性的维持。

润肺止咳　白萝卜有一定的润肺止咳功效，对燥热痰多、肺部不适等症状有辅助治疗的作用。

搭配宜忌

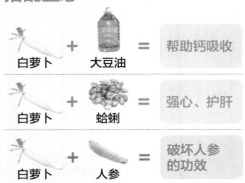

白萝卜　＋　大豆油　＝　帮助钙吸收

白萝卜　＋　蛤蜊　＝　强心、护肝

白萝卜　＋　人参　＝　破坏人参的功效

人群宜忌

✔ **免疫低下者**　白萝卜含有丰富的维生素C和微量元素锌，有助于增强机体的免疫功能。

✔ **消化不良者**　白萝卜中的芥子油成分能促进胃肠蠕动，增强食欲，帮助消化。

✘ **脾胃虚弱者**　白萝卜性偏寒凉而利肠，脾虚泄泻者慎食或少食。

食用小窍门

白萝卜三段式吃法：白萝卜顶部3～5厘米处水分较少，质地很硬，适宜切丝爆炒、做汤、调馅，味道极佳；中段含糖量较多，甜度较大，质地脆嫩，口感最好，适合生吃，可拌沙拉、做凉菜，也可以炝炒、做汤；中段以下到尾部含有较多的淀粉酶和芥子油，味道辛辣，有健胃消食的效果，可炒、炖汤、做馅。

养生食疗方

海带萝卜汤

材料　白萝卜 250 克，水发海带 100 克。

调料　清汤、醋、酱油、胡椒粉、盐各适量。

做法

1. 将白萝卜洗净，去皮，切片；水发海带洗净，切细丝待用。
2. 锅置火上，倒入适量清汤，放入萝卜片、海带丝，烧至入味，出锅前加醋、胡椒粉、酱油、盐调味即可。

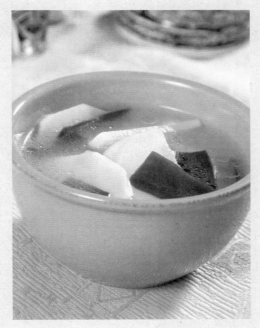

萝卜排骨煲

材料　白萝卜 250 克，排骨 300 克。

调料　香菜末、胡椒粉、葱花、料酒、盐各适量。

做法

1. 排骨洗净，剁成块；白萝卜洗净切块；两者分别放入沸水中焯透，沥干水分。
2. 煲内放入排骨和萝卜块，加适量清水大火煮沸后，转小火继续焖煮 45 分钟，加盐、料酒、胡椒粉调味，撒上葱花和香菜末即可。

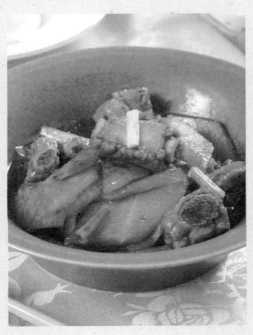

胡萝卜 减轻癌症病人的化疗反应

性味归经　性平，味甘，归肺、脾经。

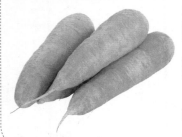

主要营养成分 （每100克可食部分）

钾	190毫克	维生素C	13毫克
钙	32毫克	膳食纤维	1.1克
维生素E	0.41毫克	热量	162千焦

药典摘要：胡萝卜具有"下气、定喘、祛痰、消食、除胀、止气痛"等功效。——《本草纲目》

养生功效

抗癌作用　胡萝卜能增强人体免疫力，有抗癌作用，并可减轻癌症病人的化疗反应，对多种脏器有保护作用。

保护视力　胡萝卜富含胡萝卜素，进入人体后合成维生素A，具有促进机体正常生长、防止呼吸道感染与保持视力正常、治疗夜盲症和眼睛干燥症等功能。

搭配宜忌

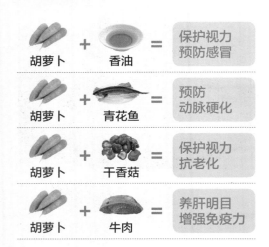

胡萝卜 + 香油	=	保护视力 预防感冒
胡萝卜 + 青花鱼	=	预防 动脉硬化
胡萝卜 + 干香菇	=	保护视力 抗老化
胡萝卜 + 牛肉	=	养肝明目 增强免疫力

人群宜忌

✔ **糖尿病患者**　胡萝卜含有降糖物质。

✔ **抽烟者**　胡萝卜含天然的胡萝卜素，可维持呼吸道黏膜组织的完整性，保护气管、支气管、肺。

✔ **高血压患者**　胡萝卜中含有的琥珀酸钾有降血压效果。

✘ **育龄妇女**　摄入大量的胡萝卜素可能会引起闭经和抑制卵巢的正常排卵功能，因此育龄妇女不宜过量摄入。

食用小窍门

胡萝卜中的主要营养成分是β-胡萝卜素，它只有溶解在油脂中时，人体才能吸收。生吃、蒸食或者切丝拌食会使90%的β-胡萝卜素白白浪费。如果想增加β-胡萝卜素的摄入，科学的食用方法是将胡萝卜切丝，用油烹炒。

养生食疗方

胡萝卜雪梨炖瘦肉

材料 猪瘦肉 100 克，雪梨 2 个，胡萝卜
1 根。

调料 姜片、盐各适量。

做法

1. 猪瘦肉洗净，切成小块；雪梨洗净去
核，切小块；胡萝卜洗净，切片。

2. 锅中加入冷水，然后将猪瘦肉块、雪
梨块、胡萝卜片、姜片放入锅内，大
火烧开，再用小火慢炖 30 分钟，最后
加盐调味即可。

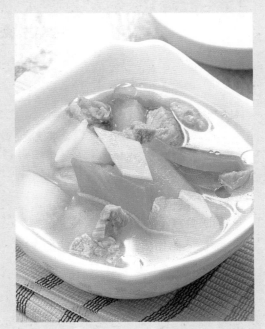

胡萝卜炒木耳

材料 胡萝卜 250 克，水发黑木耳 50 克。

调料 葱花、盐、鸡精、植物油各适量。

做法

1. 胡萝卜洗净，切丝；水发黑木耳择洗
干净，撕成小朵。

2. 炒锅置火上，倒入适量植物油，待油
温烧至七成热，加葱花炒出香味，放
入胡萝卜丝翻炒均匀。

3. 加黑木耳和适量清水烧至胡萝卜丝熟
透，用盐和鸡精调味即可。

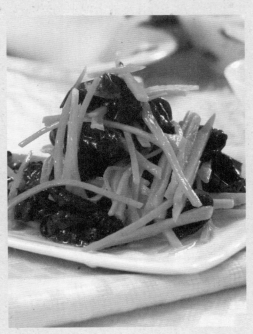

青椒　降低癌症的发生率

性味归经　性热，味辛，归心、脾经。

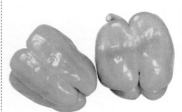

主要营养成分（每100克可食部分）

钾	142毫克	热量	103千焦
维生素A	340微克		
维生素C	72毫克		

药典摘要：青椒"可消宿食，解结气，开胃口，辟邪恶"。——《本草纲目》

养生功效

预防癌症　青椒的有效成分辣椒素是一种抗氧化物质，可终止细胞的癌变过程，降低癌症的发生率。

增强食欲、帮助消化　青椒特有的清香味道和所含的辣椒素可刺激唾液和胃液的分泌，增强食欲，促进肠道蠕动，帮助消化。

人群宜忌

✔ **食欲缺乏者**　青椒强烈的香辣味能刺激唾液和胃液的分泌，增强食欲，帮助消化。

✔ **肥胖者**　青椒所含的辣椒素能够促进脂肪的新陈代谢，有利于减肥。

✘ **上火者**　眼疾、食管炎、胃肠炎、胃溃疡、痔疮患者应少吃或忌食。

搭配宜忌

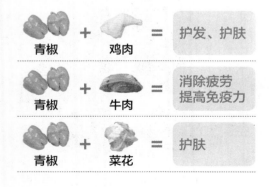

青椒 + 鸡肉	=	护发、护肤
青椒 + 牛肉	=	消除疲劳 提高免疫力
青椒 + 菜花	=	护肤

食用小窍门

青椒炒好起锅入盘后，适当淋些食醋，可减少维生素 C 的流失。

应对痢疾小偏方

青椒1个，和适量面粉做成丸子，煮熟，用热豆腐皮裹，食用，对痢疾有一定缓解作用。

养生食疗方

豆豉青红椒

材料 青椒 200 克，红椒 100 克，豆豉 25 克。

调料 葱花、蒜末、花椒粉、盐、鸡精、植物油各适量。

做法

1. 青红椒洗净，去蒂除子，切块。
2. 炒锅置火上，倒入适量植物油，待油温烧至六成热，放入葱花、蒜末、花椒粉、豆豉炒香，再将青红椒块倒入锅中，翻炒 3 分钟，用盐和鸡精调味即可。

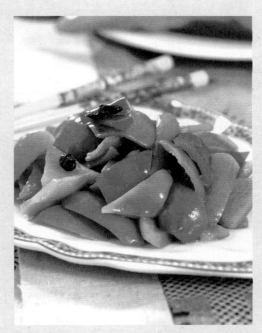

青椒炒鸡蛋

材料 青椒 150 克，鸡蛋 1 个。

调料 醋、盐、葱花、植物油各适量。

做法

1. 青椒洗净，去蒂及子，切成细丝；将鸡蛋打在碗里，用筷子搅散开。
2. 锅内放油烧热，将蛋液倒入，炒好倒出。
3. 锅留底油烧热，放入葱花炝锅，然后放入青椒丝，加盐炒几下，见青椒丝翠绿色时，放入炒好的鸡蛋，翻炒均匀，用醋烹一下即可。

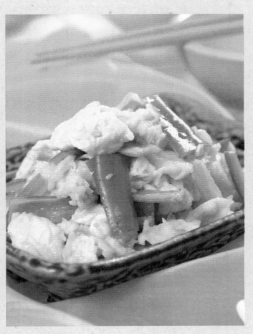

蔬菜类

黑木耳 食物中的阿司匹林

性味归经　性平，味甘，归胃、大肠经。

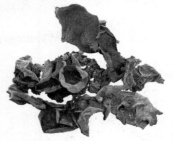

主要营养成分（*每100克可食部分，干黑木耳*）

磷	292毫克	膳食纤维	29.9克
铁	97.4毫克	热量	1107千焦
维生素E	11.34毫克		

药典摘要：黑木耳"益气不饥，韧身强志，断骨治痔"。
——《本草纲目》

养生功效

清理消化道　黑木耳含有的多糖类物质有一定的抗肿瘤作用。黑木耳富含的胶质有较强的吸附力，可起到清理消化道的作用，是纺织工人和矿山工人应常吃的保健食品。

预防血栓　黑木耳有阻止血液中胆固醇沉积和凝结的作用，防止动脉粥样硬化和血栓形成，对冠心病和心脑血管疾病患者有益，有"食物中的阿司匹林"的美誉。

搭配宜忌

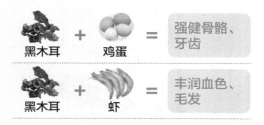

黑木耳 ＋ 鸡蛋 ＝ 强健骨骼、牙齿

黑木耳 ＋ 虾 ＝ 丰润血色、毛发

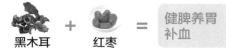

黑木耳 ＋ 红枣 ＝ 健脾养胃补血

人群宜忌

✔ **一般人群**　老少皆宜。

✔ **消化不良者**　黑木耳中含有丰富的胶质，对人体消化系统有良好的清润作用。

✔ **癌症患者**　黑木耳中的多糖物质对抵抗人体肿瘤有一定的效果。

✘ **出血性疾病患者**　黑木耳有活血抗凝的作用，有出血性疾病的人不宜食用。

食用小窍门

新鲜黑木耳含有光敏物质，食用后经阳光曝晒的肌肤易出现瘙痒、疼痛或水肿等症状，而经曝晒再用水泡发后的干黑木耳，可去除大部分的光敏物质。

养生食疗方

青椒炒木耳

材料 水发黑木耳200克，胡萝卜100
克，青椒80克。

调料 葱丝、姜丝各5克，盐3克，鸡
精、植物油各适量。

做法

1. 水发黑木耳去蒂洗净，撕成小朵。
2. 胡萝卜洗净，切丝；青椒洗净，去蒂
   及子，切丝。
3. 锅置火上，放油烧热，爆香葱丝、姜丝。
4. 加黑木耳、胡萝卜丝、青椒丝翻炒，
   加盐和少量水炒熟，用鸡精调味即可。

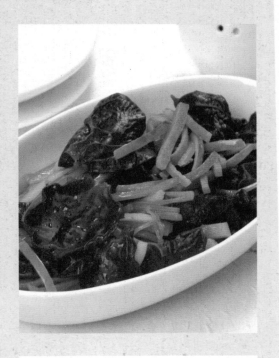

双耳萝卜汤

材料 青萝卜200克，干黑木耳、干银耳
5克，青蒜少许。

调料 盐5克，葱丝、香油、醋、肉汤、
植物油各适量，胡椒粉少许。

做法

1. 青萝卜、青蒜均洗净，切细丝；干银
   耳、干黑木耳分别泡发，洗净，切丝。
2. 锅置火上，放油烧至六成热，下入葱
   丝爆香，放入青萝卜丝翻炒均匀，倒
   入肉汤烧沸，加银耳、黑木耳煮熟，
   放盐、醋、胡椒粉、香油搅匀，盛入
   碗中，撒上青蒜丝即可。

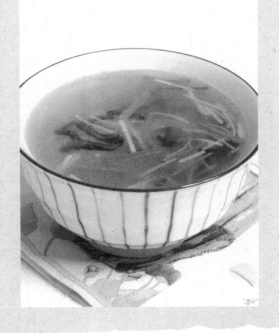

银耳 对恶性肿瘤有明显的抑制作用

性味归经 性平，味甘，归肺、胃经。

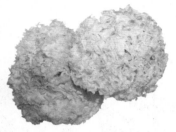

主要营养成分（每100克可食部分）

蛋白质	10克	维生素E	1.26毫克
钾	1.5克	膳食纤维	30.4克
钙	36毫克	热量	83千焦

药典摘要： 银耳"润肺止咳，益气和血，养颜美容"。
——《本草纲目》

养生功效

滋阴养颜 银耳所含的植物胶及黏液质，不但能滋阴养颜，还能分解肠胃内的污秽物，有利于体内毒素的排出。银耳能提高肝脏解毒能力，从而起到保护肝脏的作用。

预防骨质疏松 银耳富含的维生素D可防止钙的流失，预防老年性骨质疏松症。

抗癌防癌 从银耳中分离出来的多种糖类物质，对恶性肿瘤有明显的抑制作用，从而起到抗癌防癌的作用。

搭配宜忌

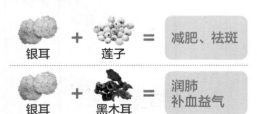

银耳 ＋ 莲子 ＝ 减肥、祛斑

银耳 ＋ 黑木耳 ＝ 润肺 补血益气

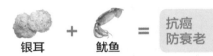

银耳 ＋ 鱿鱼 ＝ 抗癌 防衰老

人群宜忌

✔ **一般人群** 老少皆宜。

✔ **爱美人士** 长期服用银耳汤可以润肤，并有祛除脸部黄褐斑、雀斑的功效。

✔ **癌症患者** 能增强机体抗肿瘤能力。

食用小窍门

隔夜银耳不能吃。因为银耳含有较多的硝酸盐类，煮熟后如果放的时间比较久，在细菌的分解作用下，硝酸盐会还原成亚硝酸盐，有可能进一步转化为致癌物质亚硝胺。

应对肺热咳嗽小偏方

银耳30克，冰糖适量，水煎服食，每日2次，能有效缓解肺热咳嗽。

养生食疗方

白萝卜银耳汤

材料 白萝卜 100 克，银耳 10 克，鸭汤
适量。

调料 盐、香油各少许。

做法

1. 将白萝卜洗净，切成丝；银耳泡发，
去除杂质，撕成块。

2. 将白萝卜和银耳放入清淡的鸭汤中，
用小火炖熟，加盐、香油调味即可。

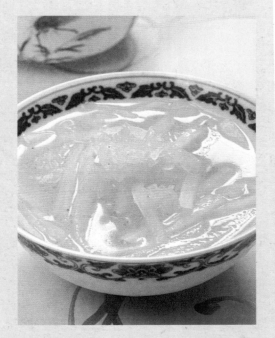

荸荠银耳羹

材料 荸荠 150 克，银耳 25 克。

调料 冰糖、水淀粉各适量。

做法

1. 银耳放温水中泡发，去蒂，洗净，撕
成小朵；荸荠去皮，洗净，切丁。

2. 砂锅内放入荸荠丁和银耳，加适量温
水置火上，大火烧沸，转小火煮至荸
荠丁熟透，加冰糖煮至溶化，用水淀
粉勾薄芡即可。

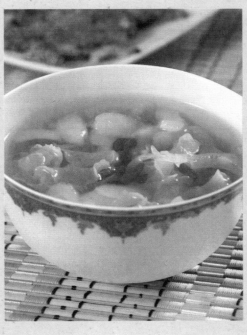

蔬菜类

香菇 防癌抗癌，提高身体免疫力

性味归经　性平，味甘，归胃经。

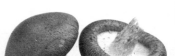

主要营养成分（每100克可食部分，鲜香菇）

蛋白质	2.2克	锌	0.66毫克
钾	20毫克	维生素B$_2$	0.08毫克
铁	0.3毫克	热量	108千焦

药典摘要：香菇"益气不饥，治风破血，益胃助食"。
——《本草纲目》

养生功效

提高免疫力　香菇含有30多种酶和18种氨基酸，还有多种维生素、矿物质，对促进人体新陈代谢、提高身体免疫力有很大作用。

防癌抗癌　香菇中的核糖核酸，可产生抗癌的干扰素；香菇中的多糖成分能使人体内的抗癌免疫细胞活力提高，故多吃香菇能起到防癌作用。

搭配宜忌

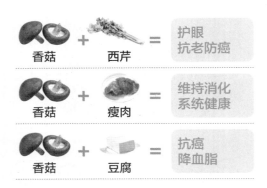

香菇 ＋ 西芹 ＝ 护眼
抗老防癌

香菇 ＋ 瘦肉 ＝ 维持消化
系统健康

香菇 ＋ 豆腐 ＝ 抗癌
降血脂

人群宜忌

✔ **癌症患者**　癌症患者多吃香菇能抑制肿瘤细胞的生长。

✔ **高血压患者**　香菇能起到降低胆固醇、降血压的作用。

✔ **爱美人士**　多吃香菇有健脾胃、益智安神、美容养颜之功效。

✘ **皮肤瘙痒者**　香菇会加重症状。

食用小窍门

泡发香菇可用60℃的温水浸泡1小时，然后用手将盆中水朝一个方向旋搅约10分钟，让香菇的鳃瓣慢慢张开，沙粒随之徐徐落下，沉入盆底。随后轻轻地将香菇捞出并用清水冲净，即可烹食。

醋腌香菇防治高胆固醇

取300克干香菇洗净，放入盛器内，倒入适量的醋，放入冰箱冷藏1个月后取出食用，每日3~4朵。可以降低血液中胆固醇的含量。

养生食疗方

香菇排骨

材料 排骨 250 克，干香菇 20 克。

调料 植物油、姜片、料酒、酱油、大料、
桂皮、糖、醋各适量，盐 2 克。

做法

1. 干香菇放温水中泡发洗净，切块备用。
2. 排骨洗净，焯水撇去浮沫备用。
3. 锅中放少许底油，油热，放姜片爆香，
   倒入排骨大火翻炒 3 ～ 4 分钟，加料
   酒、酱油上色，继续翻炒，然后加水，
   放入大料、桂皮，加盐、糖，滴几滴
   醋，大火烧开后转小火，10 分钟后加
   切好的香菇，继续大火烧开后转小火，
   待汤汁浓稠即可出锅。

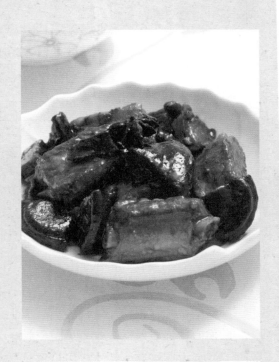

香菇油菜

材料 油菜 250 克，干香菇 100 克。

调料 盐 2 克，植物油、生抽、淀粉各
适量。

做法

1. 干香菇泡发，洗净去蒂，划成十字刀；
   油菜择洗干净，对半剖开。
2. 用适量泡香菇的水，调入淀粉搅拌均
   匀待用。
3. 锅中水烧开后加点盐，分别放入油菜
   和香菇焯熟摆盘。
4. 锅里倒入油，烧热后加生抽，倒入水淀
   粉熬制黏稠，浇在油菜和香菇上即可。

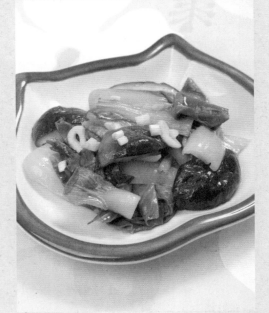

金针菇 促进儿童智力发育

性味归经 性寒，味甘、咸，归肝、胃经。

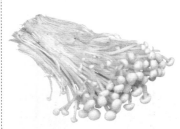

主要营养成分（*每100克可食部分*）

钾	195毫克	维生素E	1.14毫克
磷	97毫克	热量	133千焦
锌	0.39毫克		

药典摘要：金针菇"益胃、清神、治痔"，尤其适合气血不足、营养不良的老人和儿童食用。——《本草纲目》

养生功效

健脑益智 金针菇中锌的含量比较高，有促进智力发育和健脑的作用。日本等许多国家将金针菇誉为"益智菇"和"增智菇"。

防治心脑血管疾病 金针菇是一种高钾低钠食品，经常食用不仅可以预防和治疗肝脏病及胃、肠道溃疡，还可以抑制血脂升高，降低胆固醇，防治心脑血管疾病，适合高血压患者、肥胖者和中老年人食用。

搭配宜忌

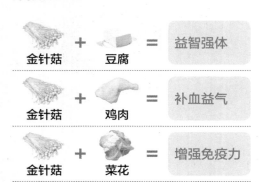

金针菇 ＋ 豆腐 ＝ 益智强体

金针菇 ＋ 鸡肉 ＝ 补血益气

金针菇 ＋ 菜花 ＝ 增强免疫力

人群宜忌

✔ **儿童** 锌含量比较高，可促进儿童智力发育和健脑。

✔ **癌症患者** 金针菇中含有叫"朴菇素"的物质，能增强机体对癌细胞的防御能力。

✘ **痛风患者** 容易在体内产生大量的尿酸，使症状加重，故不宜常吃。

食用小窍门

由于新鲜的金针菇中含有秋水仙碱，大量生食后容易刺激肠胃与呼吸道黏膜，出现恶心、呕吐、腹痛、腹泻，甚至出现发热、电解质紊乱的症状，不过只要煮熟食用，秋水仙碱就会被分解破坏。

凉拌金针菇时，除了用冷水浸泡，还要用沸水焯一下，可分解秋水仙碱。

养生食疗方

凉拌金针菇

材料 金针菇 200 克，黄瓜 50 克，红椒 30 克。

调料 蒜、小葱、橄榄油、香醋、糖各适量，盐 2 克。

做法

1. 将金针菇洗净；红椒洗净去子，切细丝；黄瓜洗净去皮，切丝；分别将金针菇和红椒丝焯熟，捞出，晾凉。
2. 蒜和葱切末，加 1 勺香醋、1 勺橄榄油、盐和少许糖拌均匀，备用。
3. 将金针菇、红椒丝、黄瓜丝用调好的汁拌均匀即可。

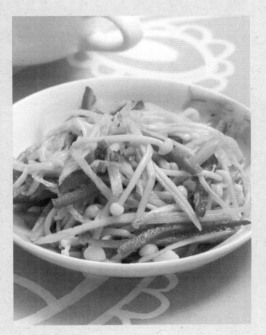

金针菇黄瓜卷

材料 金针菇 150 克，黄瓜 100 克，蟹肉棒 50 克，红椒少许。

调料 芥末、生抽、盐、香油各适量。

做法

1. 金针菇切去头，锅里的水烧开，放入金针菇，加少许盐煮 5 分钟捞起。
2. 黄瓜用刨刀刨成片，蟹肉棒撕成细丝，红椒切丝。
3. 将金针菇和蟹肉丝用黄瓜卷起来，绕上红椒丝摆好。
4. 将芥末、生抽、香油调匀，浇到黄瓜卷上即可。

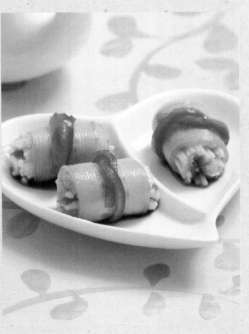

苹果　降低胆固醇和三酰甘油

性味归经　性平，味甘、微酸，归脾、肺经。

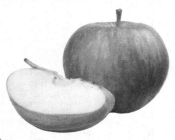

主要营养成分（每100克可食部分）

钾	119毫克	维生素B$_1$	0.06毫克
镁	4毫克	维生素E	2.12毫克
铁	0.6毫克	热量	227千焦

药典摘要：苹果"治脾虚火盛，补中益气"。——《本草纲目》

养生功效

预防动脉硬化　苹果的果胶进入人体后，能与胆汁酸结合，吸收多余的胆固醇和三酰甘油，然后从体内排出。同时，苹果分解的乙酸有利于这两种物质的分解代谢。苹果所含的类黄酮能抑制低密度脂蛋白氧化，预防动脉硬化。

美容护肤　苹果中含有大量的镁、硫、铁、铜、碘、锰、锌等微量元素，可使皮肤细腻、润滑、红润。

搭配宜忌

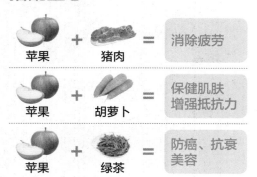

| 苹果 + 猪肉 = 消除疲劳 |
| 苹果 + 胡萝卜 = 保健肌肤 增强抵抗力 |
| 苹果 + 绿茶 = 防癌、抗衰 美容 |

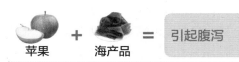

苹果 + 海产品 = 引起腹泻

人群宜忌

✔ **心脑血管疾病患者**　苹果是长寿果，不含饱和脂肪、胆固醇和钠，适合心脑血管病人常食。

✔ **癌症患者**　苹果还能防癌，预防铅中毒。

✔ **爱美人士**　苹果富含膳食纤维和维生素，可排毒减肥、美容养颜。

食用小窍门

生吃苹果可通便，还能瘦身、美颜。也可以将苹果切块，放入榨汁机内打成苹果汁饮用。苹果蒸熟吃可以辅治腹泻，做法是苹果洗净、切小块，隔水蒸熟。

养生食疗方

香蕉菠萝苹果汁

材料　香蕉 2 根，菠萝 1/4 个，苹果 1 个。
调料　淡盐水、蜂蜜各适量。
做法

1. 香蕉、菠萝去皮，苹果去皮、去核，切成大小适中的块，将菠萝块放入淡盐水中浸泡一会儿。
2. 将 3 种水果一起放入榨汁机中榨汁，用蜂蜜调味即可。

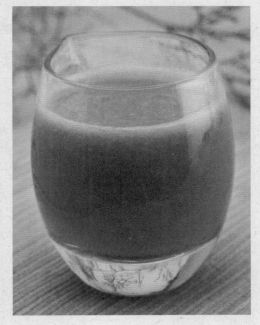

苹果桂花粥

材料　苹果 2 个，大米 100 克，干桂花适量。
调料　白糖适量。
做法

1. 苹果洗净去皮切块；大米淘净，用水浸泡 30 分钟；干桂花洗净泡开。
2. 锅置火上，加水烧开，放入大米煮至米烂，加入苹果块、干桂花煮熟，加白糖调味即可。

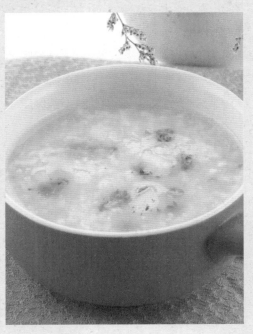

梨　祛痰止咳，缓解秋燥

性味归经　性凉，味甘、微酸，归肺、胃经。

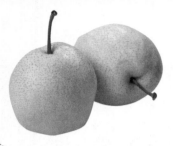

主要营养成分（*每100克可食部分*）

锌	0.46毫克	热量	211千焦
维生素B$_2$	0.06毫克		
维生素E	1.34毫克		

药典摘要：梨"治风热，润肺，凉心，消痰，降火，解毒"。
——《本草纲目》

养生功效

祛痰止咳　梨所含的苷及鞣酸等成分，能祛痰止咳，对咽喉有很好的养护作用。

促进食欲　梨能促进食欲，帮助消化，并有利尿通便和解热作用。梨还具有润燥、醒酒、解毒等功效，对肝脏有保护作用。

缓解秋燥　秋季气候干燥，人们常感到皮肤瘙痒、口鼻干燥，有时干咳少痰，每天吃一两个梨可缓解秋燥，有益健康。

搭配宜忌

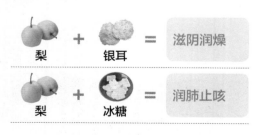

梨 ＋ 银耳 ＝ 滋阴润燥

梨 ＋ 冰糖 ＝ 润肺止咳

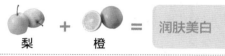

梨 ＋ 橙 ＝ 润肤美白

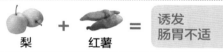

梨 ＋ 红薯 ＝ 诱发肠胃不适

人群宜忌

✔ **中老年人**　经常吃梨能降血压，还能预防风湿病和关节炎。

✔ **孕妇**　梨可缓解孕妇妊娠呕吐的症状。若有先兆流产等症状时须慎食。

✘ **脾胃虚弱者**　梨性凉，多吃易伤脾胃。

食用小窍门

梨的最佳食用量为每天1个。尽量避免一次吃太多，因为食用过量容易对脾胃造成伤害。

养生食疗方

薏米雪梨粥

材料 薏米、大米各 50 克，雪梨 1 个。

做法

1. 薏米淘洗干净，用清水浸泡 4 小时；大米淘洗干净，浸泡 30 分钟；雪梨洗净，去皮和蒂，除核，切丁。
2. 锅置火上，放入薏米、大米和适量清水大火煮沸，转小火煮至米粒熟烂，放入雪梨丁煮沸即可。

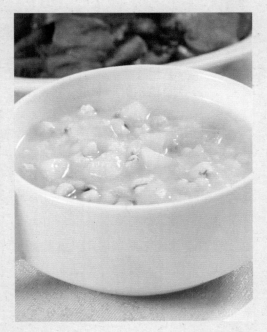

雪梨百合莲子汤

材料 雪梨 2 个，百合 10 克，莲子 50 克，枸杞子少许。

调料 冰糖适量。

做法

1. 将雪梨洗净，去皮除核，切块；将百合、莲子分别洗净，用水泡发，莲子去心；枸杞子洗净，待用。
2. 锅置火上，放适量水烧沸，放入雪梨块、百合、莲子、枸杞子、冰糖，水开后再改小火煲约 1 小时即可。

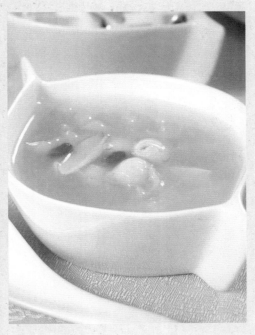

草莓 促进消化液分泌和胃肠蠕动

性味归经   性凉，味甘、酸，归脾、胃、肺经。

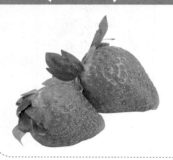

主要营养成分（每100克可食部分）

钾	131毫克	维生素E	0.71毫克
钙	18毫克	热量	126千焦
维生素C	47毫克		

药典摘要：草莓"清暑，解热，生津止渴，消炎，止痛，润肺，助消化"。——《本草纲目》

养生功效

促进食欲   草莓能分解食物中的脂肪，促进食欲，帮助消化，促进消化液分泌和胃肠蠕动，排除多余的胆固醇。

预防心脑血管疾病   草莓中的维生素C除了可以预防维生素C缺乏病外，对动脉硬化、冠心病、心绞痛、脑出血、高血压、血脂异常等疾病都有积极的预防作用。

搭配宜忌

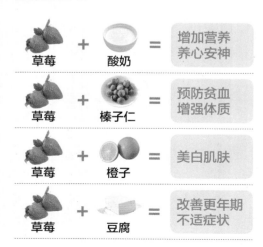

草莓	+	酸奶	=	增加营养 养心安神
草莓	+	榛子仁	=	预防贫血 增强体质
草莓	+	橙子	=	美白肌肤
草莓	+	豆腐	=	改善更年期 不适症状

人群宜忌

✔ **一般人群**   营养丰富，老少皆宜。

✔ **醉酒者**   酒后食用草莓可以加速酒精在体内的分解。

✘ **结石患者**   草莓含草酸钙较多，过多食用会加重病情。

食用小窍门

用草莓榨汁或做奶昔前，可先用盐水浸泡大约5分钟，尽量清除细菌等微生物，勿泡过久，否则会促使农药渗入果肉中，对人体有害。

别选畸形草莓

购买草莓时一定不要买畸形的，畸形草莓可能在生长过程中过量使用激素；应该选外观呈心形的草莓，颜色鲜红、色泽鲜亮、表面的小点呈白色。也可以剖开看内瓤，自然成熟的草莓瓤是红色的，只内心有一点点白色，而且香味自然。

养生食疗方

草莓葡萄柚橙汁

材料　葡萄柚 150 克，草莓 50 克，橙子
　　　　50 克。

调料　蜂蜜适量。

做法

1. 草莓去蒂洗净，切成小丁；葡萄柚、橙
　子去皮，切丁。

2. 将上述食材放入果汁机中，加入适量饮
　用水搅打，打好后加入蜂蜜调匀即可。

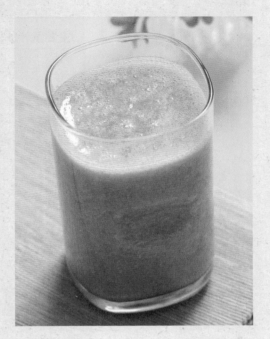

菠菜草莓葡萄汁

材料　草莓 50 克，菠菜、葡萄各 100 克。

调料　蜂蜜适量。

做法

1. 菠菜洗净、去根，用沸水焯烫一下，
　捞出晾凉，切段；葡萄洗净，去子切
　碎；草莓去蒂，洗净切碎。

2. 将所有材料放入果汁机中，加入适量饮
　用水搅打，打好后加入蜂蜜调匀即可。

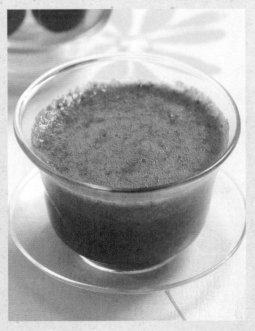

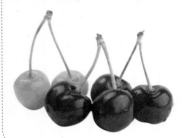

樱桃 促进血红蛋白再生

性味归经 性温，味甘、酸，归脾、肝经。

主要营养成分（每100克可食部分）

钾	232毫克	维生素C	10毫克
铁	0.4毫克	热量	194千焦
维生素A	35微克		

药典摘要：樱桃"治一切虚症，能大补元气、滋润皮肤；浸酒服之治左瘫右痪、四肢不仁、风湿腰腿疼痛"。——《本草纲目》

养生功效

防治贫血 樱桃含铁量高，常食樱桃可以促进血红蛋白再生，这样既可防治缺铁性贫血，又可增强体质、健脑益智。

祛风湿 樱桃有祛风湿的功效，可用于风湿性关节炎、腰膝酸痛、关节不利等病症的辅助治疗。

美容养颜 樱桃还是很好的美容食品，其胡萝卜素及维生素C的含量相当丰富，常吃可养颜驻容，使皮肤红润嫩白，祛皱消斑。

搭配宜忌

樱桃	+	哈密瓜	=	预防贫血增强体力
樱桃	+	盐	=	维持酸碱平衡

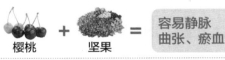

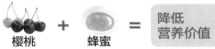

人群宜忌

✔ **爱美人士** 经常食用有很好的祛皱消斑、美容养颜的功效。

✔ **儿童** 常食樱桃可补充体内铁元素，防止儿童缺铁性贫血的发生。

✘ **便秘者** 吃樱桃容易上火，使大便干结。

食用小窍门

樱桃属浆果类水果，容易损坏，最佳的保存环境是-1℃。清洗的时间不宜过长，更不可浸泡，以免表皮腐化褪色。

养生食疗方

西米樱桃粥

材料 西米 100 克，樱桃 200 克。
调料 白糖适量。
做法

1. 将鲜樱桃洗净，剔去核，用适量白糖腌好；西米淘洗干净，用冷水浸泡2小时，捞起沥干水分。
2. 锅置火上，加入适量清水，加入西米，用大火煮沸，改用小火煮到西米浮起，呈稀粥状，下入樱桃，烧沸，待樱桃浮在西米粥的面上时即可。

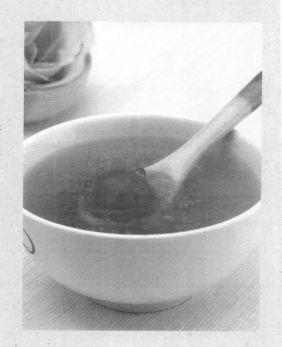

蜜枣樱桃扒山药

材料 山药 1000 克，蜜枣 150 克，樱桃 10 粒。
调料 植物油、白糖、水淀粉各适量。
做法

1. 山药洗净煮熟，冷后剥去皮，切片；蜜枣用热水洗净，切成两半，去核；樱桃去核备用。
2. 在碗内抹上植物油，放上樱桃、蜜枣、山药，撒入白糖，上锅蒸熟，取出碗，扣入盘内。
3. 锅置火上，加入适量清水，加糖烧至溶化，淋入水淀粉勾稀芡，倒入盘内即可。

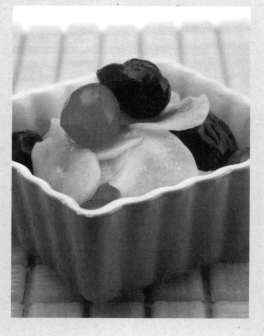

水果类

西瓜　利尿通便，减少胆固醇沉积

性味归经　性寒，味甘，归心、胃、膀胱经。

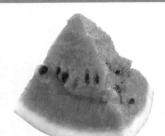

主要营养成分（*每100克可食部分*）

钾	87毫克	热量	108千焦
维生素A	75微克		
维生素C	6毫克		

药典摘要：西瓜"消暑热，解烦渴，宽中下气，利水，治血痢"。——《本草纲目》

养生功效

清热解暑　西瓜具有生津止渴、清热解暑的功效，可用于口鼻生疮、胸闷腹胀、暑热及中暑的调养。

消炎降压　西瓜皮可以消炎、降压，减少胆固醇沉积，软化及扩张血管，有效预防心脑血管疾病的发生。

利尿通便　西瓜利尿效果非常明显，可以减少胆色素的含量，并可使大便通畅，对黄疸有一定的辅助治疗作用。

人群宜忌

✔ **爱美人士**　新鲜的西瓜汁和鲜嫩的瓜皮可增加皮肤弹性，减少皱纹。

✔ **高血压患者**　西瓜有显著的降压作用。

✘ **糖尿病患者**　西瓜含糖量高。

食用小窍门

从冰箱中取出的西瓜最好不要直接食用，待瓜温升高一些再吃，否则会因过于寒凉而损伤脾胃。

搭配宜忌

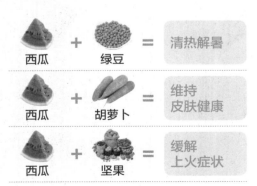

西瓜	+	绿豆	=	清热解暑
西瓜	+	胡萝卜	=	维持皮肤健康
西瓜	+	坚果	=	缓解上火症状

西瓜的瓜瓤、瓜皮和瓜子都有药用价值

中医认为西瓜的瓜瓤、瓜皮和瓜子都有药用价值。在历代中药书籍中，关于西瓜药用的记载甚多。瓜瓤中含有大量的水分，具有解暑、止渴、利小便的作用；晒干后的西瓜皮可制成中药"西瓜翠衣"，具有清热解毒作用，常用来缓解口舌生疮、口干口渴、咽喉干痛等症状。

养生食疗方

绿豆西瓜皮粥

材料 西瓜皮、大米各50克，绿豆25克。
做法

1. 绿豆挑去杂质，用清水浸泡4小时，洗净；削去西瓜皮的外皮，片去红瓤，洗净，切丁；大米淘洗干净，浸泡30分钟。
2. 锅置火上，倒入大米和绿豆，加适量清水大火煮沸，转小火煮至大米和绿豆熟烂，放入西瓜丁煮5分钟即可。

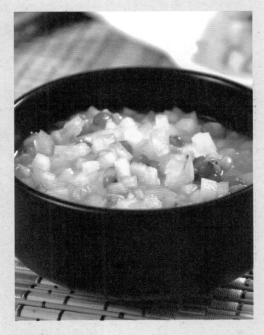

凉拌西瓜皮

材料 西瓜皮250克。
调料 蒜末、盐、鸡精、香油各适量。
做法

1. 削去西瓜皮的外皮，片去红瓤，洗净，切条。
2. 取小碗，放入盐、鸡精、蒜末和香油搅拌均匀，兑成调味汁。
3. 取盘，放入切好的西瓜皮，淋入调味汁拌匀即可。

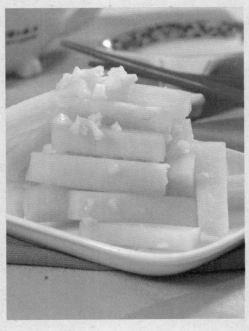

葡萄 缓解神经衰弱、疲劳过度

性味归经 性平，味甘、酸，归肺、脾、肾经。

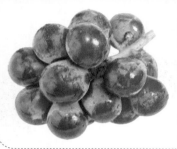

主要营养成分（每100克可食部分）

钾	104毫克	维生素C	25毫克
铁	0.4毫克	热量	185千焦
锌	0.18毫克		

药典摘要：葡萄"主治筋骨湿痹，益气，倍力强志，令人肥健、耐饥、忍风寒。久食，轻身不老延年"。——《本草纲目》

养生功效

补肝肾，益气血 中医认为，葡萄具有补肝肾、益气血、开胃力、生津液和利小便的功效，常食葡萄对缓解神经衰弱、疲劳过度很有益处。

消炎降压 葡萄能降低人体血清胆固醇水平，降低血小板的凝聚力，对预防心脑血管疾病有一定的辅助功效。

搭配宜忌

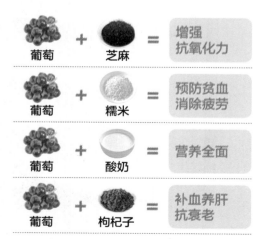

葡萄 + 芝麻	=	增强抗氧化力
葡萄 + 糯米	=	预防贫血消除疲劳
葡萄 + 酸奶	=	营养全面
葡萄 + 枸杞子	=	补血养肝抗衰老

人群宜忌

✔ **爱美人士** 葡萄中含类黄酮，能抗老化。

✔ **脾胃不好者** 葡萄中所含的酒石酸能健脾胃、助消化。

✔ **血压高者** 葡萄中钠含量低而富含钾，能帮助调节血压。

食用小窍门

葡萄每日食用量以 10 ～ 13 粒较适当。"吃葡萄不吐葡萄皮"是有其道理的，因为葡萄很多的营养成分储存在表皮中，而葡萄皮不好吃，可以连皮打成葡萄汁饮用。

这样挑选

新鲜的葡萄果粒饱满，表层有一层白霜样物质，果梗翠绿，果梗与果粒之间连接结实。如果一碰就掉粒，那就不新鲜了。

养生食疗方

木瓜葡萄汤

材料 葡萄 300 克，木瓜 30 克。
调料 冰糖适量。
做法
1. 将木瓜用适量清水润透并洗净后切成薄片；葡萄洗净后去皮；冰糖研碎成屑。
2. 锅置火上，加入适量清水，将木瓜、葡萄放入锅内，用大火烧沸，再用小火煮 25 分钟后，加入冰糖搅匀即可。

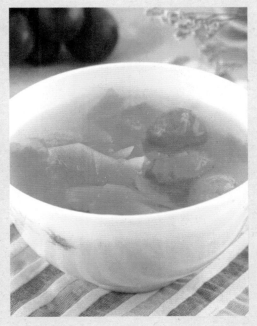

葡萄苹果汁

材料 葡萄 200 克，苹果 100 克。
做法
1. 葡萄洗净，去子；苹果洗净，去蒂除核，切小丁。
2. 将葡萄和苹果丁分别放入榨汁机中榨汁。
3. 将葡萄汁和苹果汁一同倒入杯中调匀即可。

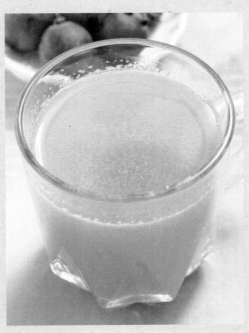

山楂　促进脂肪类食物的消化

性味归经　性平，味甘、酸，归肺、脾、肾经。

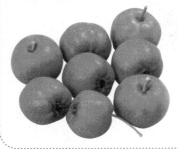

主要营养成分（每100克可食部分）

钾	299毫克	维生素E	7.32毫克
钙	52毫克	热量	425千焦
维生素C	53毫克		

药典摘要：山楂"化饮食，消肉积、滞血胀痛，治腰痛有效"。——《本草纲目》

养生功效

健胃消食　山楂可消积化滞，其所含解脂酶能促进胃液分泌，增加胃内消化酶，促进脂肪类食物的消化，减少体内胆固醇的堆积。

降脂降压　山楂具有扩张血管、增加冠脉血流量、降低血压的作用，因而对预防心脑血管疾病的发生有一定作用。此外，山楂具有明显的降脂功效，血脂异常症患者宜食用。

搭配宜忌

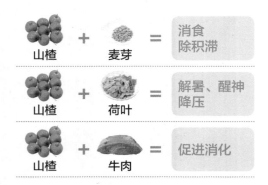

山楂　＋　麦芽　＝　消食除积滞

山楂　＋　荷叶　＝　解暑、醒神降压

山楂　＋　牛肉　＝　促进消化

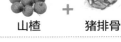

山楂　＋　猪排骨　＝　易于消化美容养颜

人群宜忌

✔ **高血压患者**　山楂能防治心脑血管疾病，有降低血压和胆固醇等作用。

✔ **跌打损伤者**　山楂有活血化瘀的功效。

✘ **孕妇**　山楂能刺激子宫收缩，有可能诱发流产。

✘ **儿童**　山楂中的果酸易腐蚀牙齿，不宜过多食用。

食用小窍门

生山楂中所含的鞣酸与胃酸结合容易形成胃结石，很难消化掉，尤其是胃肠功能弱的人更应该谨慎。最好将山楂煮熟后再吃。

山楂不宜用铁锅烹煮。山楂中的果酸易将铁锅中的铁溶解形成一种低铁化合物，会使颜色变黑，影响食欲。

养生食疗方

山楂炖牛肉

材料 山楂 100 克，牛瘦肉 250 克。

调料 葱花、花椒粉、盐、鸡精、植物油
各适量。

做法

1. 山楂洗净，去子和蒂；牛瘦肉洗净，
   切块，放入开水中焯去血水。

2. 炒锅倒入植物油烧至七成热，下葱花、
   花椒粉炒出香味。

3. 放入牛肉翻炒均匀，倒入开水和山楂
   小火炖熟，用盐和鸡精调味即可。

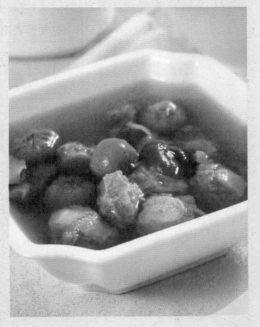

山楂粥

材料 山楂 25 克，大米 100 克。

调料 白糖 25 克，糖桂花 10 克。

做法

1. 山楂洗净，去子和蒂；大米淘洗干净，
   浸泡 30 分钟。

2. 锅置火上，加入适量清水烧开，放入
   山楂、大米煮沸，改小火熬煮成粥。

3. 放入白糖、糖桂花调味即可。

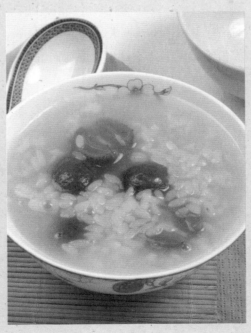

橘子 止咳平喘，开胃理气

性味归经　性凉，味甘、酸，归肺、胃经。

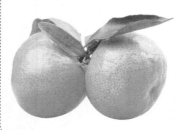

主要营养成分（*每100克可食部分*）

钾	154毫克	维生素C	28毫克
钙	35毫克	热量	215千焦
维生素A	148微克		

药典摘要：橘子"甘的润肺，酸的止消渴、开胃、除胸中膈气"。——《本草纲目》

养生功效

开胃理气　橘子具有开胃理气、润肺的作用，富含的维生素 C 与柠檬酸具有美容和消除疲劳的作用。

止咳平喘　橘子能促进呼吸道黏膜分泌物的增加，有利于痰液的排出，起到止咳平喘、祛痰的作用。常吃橘子，对治疗急慢性支气管炎、老年咳嗽气喘、津液不足、消化不良、慢性胃病等有一定的效果。

搭配宜忌

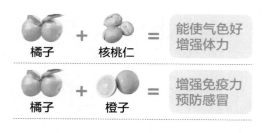

橘子　＋　核桃仁　＝　能使气色好增强体力

橘子　＋　橙子　＝　增强免疫力预防感冒

人群宜忌

✔ **爱美人士**　橘子富含维生素 C 与柠檬酸，有美容和消除疲劳的作用。

✔ **高血压患者**　橘皮苷可以加强毛细血管的韧性，降血压，扩张冠状动脉。

✔ **癌症患者**　在鲜橘子汁中有一种抗癌活性很强的物质，它能使致癌化学物质分解，抑制和阻断癌细胞的生长。

✘ **易上火者**　橘子含热量较多，如食用过多会上火，引发口腔炎、牙周炎等。

食用小窍门

吃橘子时很多人习惯将橘络扔掉，其实橘络有生津止渴、祛痰止咳的作用，最好一起食用。

养生食疗方

山楂橘子羹

材料　山楂糕、橘子各 250 克。
调料　白糖、水淀粉各适量。
做法

1. 将山楂糕切成碎块；橘子去皮及核，并切成块。
2. 锅置火上，加入适量清水，水沸后将山楂糕放入锅中煮 15 分钟，再放入白糖和橘子，水开后用水淀粉勾稀芡即可。

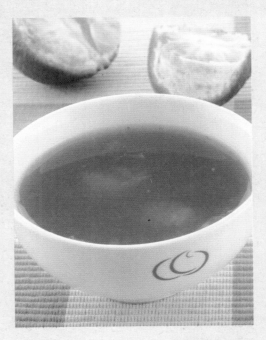

薏米橘羹

材料　橘子 300 克，薏米 100 克。
调料　白糖、糖桂花、水淀粉各适量。
做法

1. 将薏米淘洗干净，用清水浸泡 4 小时；将橘子剥壳，掰成瓣，切成丁。
2. 锅置火上，加入适量清水，放入薏米，先用大火煮沸，然后改用小火慢煮，煮到薏米烂熟时加白糖、糖桂花、橘子丁烧沸，用水淀粉勾稀芡即可。

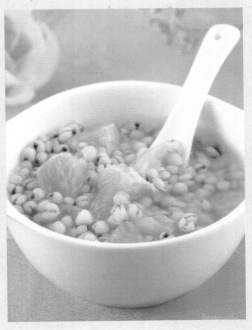

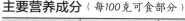
水果类

木瓜 对手脚痉挛有明显的改善作用

性味归经　性温，味甘，归肝、脾经。

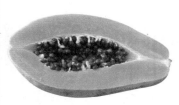

主要营养成分（每100克可食部分）

钙	17毫克	维生素C	43毫克
硒	1.8毫克	热量	121千焦
维生素A	145微克		

药典摘要：木瓜"平肝和胃，舒筋络，活筋骨，降血压"。——《本草纲目》

养生功效

抗癌解痉　木瓜含有的番木瓜碱不仅具有抗肿瘤功效，对淋巴细胞性白血病具有强烈的抗癌活性，还具有缓解痉挛疼痛的功效，对手脚痉挛有明显的改善作用。

健脾消食　木瓜中的木瓜蛋白酶可将脂肪分解为脂肪酸；而另一种酶能分解蛋白质，有利于人体对食物进行消化和吸收。

搭配宜忌

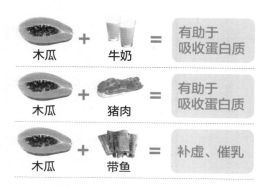

木瓜 + 牛奶	=	有助于吸收蛋白质
木瓜 + 猪肉	=	有助于吸收蛋白质
木瓜 + 带鱼	=	补虚、催乳

人群宜忌

✔ **减肥者**　木瓜有健脾消食的作用。

✔ **爱美女士**　木瓜有美容、瘦身、丰乳的功效。

✘ **过敏体质者**　木瓜中的番木瓜碱对人体有微毒，过敏体质者应慎食。

✘ **孕妇**　木瓜会引起子宫收缩。

食用小窍门

未成熟的木瓜中含有大量植物性雌激素，勿食用过多，以免引起激素不平衡。

怎样挑选木瓜

木瓜有公母之分，短椭圆形、瓜肚大的是公瓜，瘦长的是母瓜。公瓜肉厚、甜度高，母瓜肉薄、汁少，因此最好选公瓜食用。按压一下，感觉绵软的是熟透的，买后要立即食用，略带青色的买回去后可以放几天再吃。

养生食疗方

木瓜炖羊肉

材料 木瓜 200 克，羊肉 100 克，白萝卜
100 克。

调料 料酒、姜片、葱段、盐、鸡精、胡
椒粉各适量。

做法

1. 将木瓜洗净，切片；羊肉洗净，切块；
白萝卜去皮，切块。

2. 锅置火上，加水适量，放入木瓜、白
萝卜、羊肉、料酒、姜片、葱段，用
大火煮沸，再用小火炖煮 35 分钟，加
入盐、鸡精、胡椒粉即可。

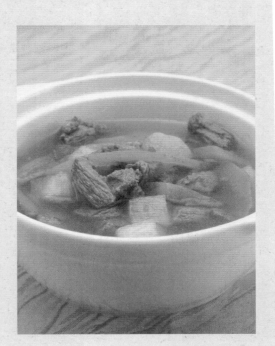

木瓜炖鸡翅根

材料 木瓜 200 克，鸡翅根 80 克。

调料 料酒、姜片、葱段、鸡精、盐、香
油各适量。

做法

1. 将木瓜洗净剖开，切成片；鸡翅根洗净。

2. 锅置火上，加入适量清水，将木瓜、
鸡翅根、料酒、姜片、葱段一同放入
锅内，用大火烧沸，再用小火炖 45 分
钟，加入盐、鸡精、香油即可。

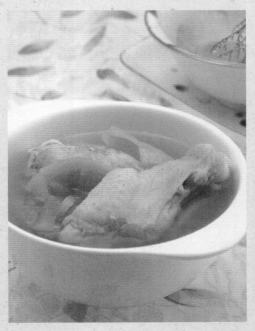

香蕉　使肠道对脂肪的吸收率下降

性味归经　性寒，味甘，归肺、大肠经。

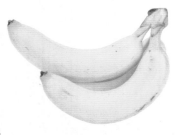

主要营养成分（每100克可食部分）

钾	256毫克	热量	389千焦
镁	43毫克		
膳食纤维	1.2克		

药典摘要：香蕉"清脾滑肠，脾火盛者食之，反能止泻、止痢"。——《本草纲目》

养生功效

降压降脂　香蕉含有相当多的钾，可使人体内过多的钠离子排出，使血压降低，对高血压有一定的辅助治疗效果。此外，香蕉含有的膳食纤维负责消化脂肪，使肠道对脂肪的吸收率下降，进而降低血脂。

养胃　香蕉中含有一种化学物质，可增强对胃壁的保护，从而起到防治胃溃疡的作用。

搭配宜忌

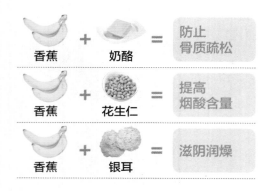

香蕉　＋　奶酪　＝　防止骨质疏松

香蕉　＋　花生仁　＝　提高烟酸含量

香蕉　＋　银耳　＝　滋阴润燥

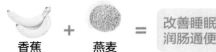

香蕉　＋　燕麦　＝　改善睡眠润肠通便

人群宜忌

✔ **一般人群**　老少皆宜。

✔ **便秘者**　香蕉有润肠通便的功效。

✘ **糖尿病患者**　香蕉糖分含量高。

食用小窍门

烹饪香蕉时加些冰糖有滋润肠燥、通便泻热、滋润肺燥以及生津止渴的功效。

熟透的香蕉可通便，未熟透的反而会加重便秘

香蕉富含膳食纤维，能滑肠通便，但是只有熟透的香蕉才有这个作用。未熟透的香蕉中含有鞣酸，有收敛作用，反而会加重便秘。

养生食疗方

香蕉西米羹

材料 香蕉 200 克，西米 50 克，豌豆粒 25 克。

调料 枸杞子、冰糖各适量。

做法

1. 西米淘洗干净；香蕉去皮，切丁；豌豆粒洗净；枸杞子洗净，用清水泡软。

2. 锅置火上，倒入适量清水烧开，下入西米，用小火煮至无白心，加入豌豆粒、枸杞子烧开，撇去浮沫，放入香蕉丁搅匀，加冰糖熬至溶化即可。

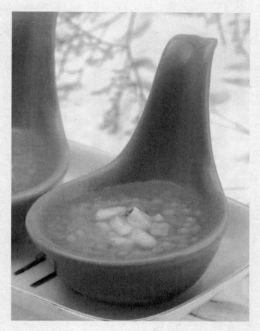

香蕉粥

材料 香蕉 1 根，糯米 100 克。

调料 冰糖适量。

做法

1. 糯米淘洗干净，用清水浸泡 4 小时；香蕉去皮，切丁。

2. 锅置火上，倒入糯米和适量清水大火煮沸，转小火煮至米粒熟烂，加香蕉丁煮沸，放入冰糖煮至溶化即可。

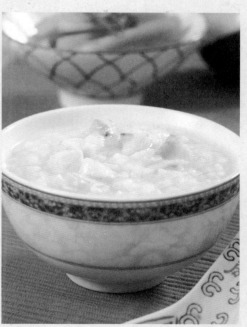

红枣　补血养颜，保护血管

性味归经　性平、温，味甘，归脾、胃经。

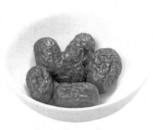

主要营养成分（每100克可食部分，鲜枣）

钙	22毫克	维生素C	243毫克
铁	1.2毫克	热量	524千焦
维生素A	40微克		

药典摘要：红枣"主心腹邪气，安中，平胃气，养脾气，通九窍，助十二经，补少气、少津液、身体虚弱等"。——《本草纲目》

养生功效

抑制癌细胞　红枣能提高人体免疫力，可以抑制癌细胞扩散，甚至可使癌细胞向正常细胞转化。

降低血压　红枣所含的芸香苷能够软化血管，降低血压，对高血压病有防治功效。红枣中含有的丰富的维生素C，能够促进人体合成氮氧化物，而氮氧化物具有扩张血管的作用，从而有助于降低血压。

扩张血管　红枣中含有的环磷酸腺苷，具有扩张血管、抗过敏作用。同时还具有增强心肌收缩力、改善心肌营养的作用。

搭配宜忌

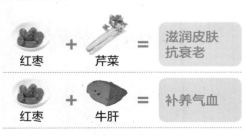

红枣 ＋ 芹菜 ＝ 滋润皮肤抗衰老

红枣 ＋ 牛肝 ＝ 补养气血

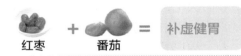

红枣 ＋ 番茄 ＝ 补虚健胃

人群宜忌

✔ **骨质疏松、贫血者**　红枣富含钙和铁，它们对防治骨质疏松和贫血有重要作用。

✔ **高血压患者**　红枣中所含的芸香苷可软化血管，降低血压。

✘ **糖尿病患者**　不宜多食，红枣含糖量高。

✘ **水肿患者**　多吃红枣易生湿，湿积于体内，水肿的情况会更严重。

食用小窍门

烹饪红枣时，如用煎煮的方法，最好将红枣破开，分为3～5块，这样有利于有效成分的煎出，营养吸收更充分。

养生食疗方

薏米莲子红枣粥

材料 薏米 50 克，干莲子 5 克，干红枣
5 克，大米 50 克。

做法

1. 薏米和干莲子分别放进清水里浸泡 4
   个小时左右，泡好洗净，放入锅中。
2. 大米、红枣分别淘洗干净后也放入锅
   中，加适量水，大火烧开后改小火继
   续熬煮至粥稠、薏米开花即可。

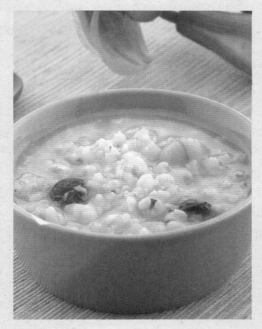

四红汤

材料 红枣（干）20 克，红豆 30 克，龙
眼干 20 克。

调料 红糖 5 克。

做法

1. 龙眼去皮，红豆和红枣清洗干净，红
   豆用水浸泡 4 小时。
2. 砂锅内放适量水，放入红豆、红枣和
   龙眼干，炖至红豆熟烂，加入红糖，
   小火再炖一会儿即可。

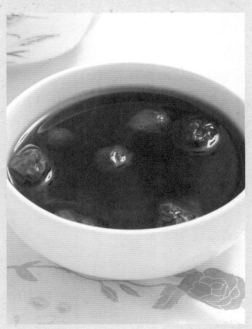

猕猴桃　维生素C之王

性味归经　性凉，味甘、酸，归脾、胃经。

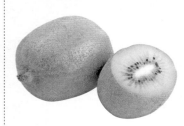

主要营养成分（*每100克可食部分*）

蛋白质	0.8克	胡萝卜素	130微克
脂肪	0.6克	维生素C	62毫克
糖类	14.5克		

药典摘要：猕猴桃"止渴，解烦热，下淋石，调中下气"。
——《本草纲目》

养生功效

助消化、防便秘　猕猴桃中有丰富的膳食纤维，不仅能降低胆固醇，促进心脏健康，还可以帮助消化，防止便秘，快速清除体内堆积的有害代谢物。

防癌抗癌　猕猴桃被誉为"维生素C之王"，有很好的抗氧化作用，能有效阻断人体内致癌物质亚硝胺的生成。所以吃烧烤食物等易致癌食物之后不妨吃个猕猴桃。

美容瘦身　猕猴桃富含维生素E和维生素K，对减肥健美、美容有独特的功效；所含的叶酸，能预防胎儿的神经管畸形；丰富的叶黄素在视网膜上积累，能防止斑点恶化。

搭配宜忌

猕猴桃　＋　松子仁　＝　促进铁的吸收

猕猴桃　＋　蛋黄酱　＝　养颜美容

人群宜忌

✔ **老年人**　猕猴桃可降低胆固醇，还有抗癌的功效。

✔ **女性**　猕猴桃果实含肌醇，有助于缓解女性生理期、产期的抑郁倾向。

✘ **脾胃虚弱者**　猕猴桃性寒，不宜多吃。

食用小窍门

用餐前后食用猕猴桃效果不同，餐前食用主要是摄取其中所含的维生素，而餐后食用则可起到促进消化的作用。

怎样选购和保存

要选外皮呈土黄色的、整体软硬一致（不要局部软）的，并且最好选尖头的，不要扁头的猕猴桃。可将猕猴桃放在保鲜袋或小箱内，置于低温、避光处保存。

养生食疗方

西芹猕猴桃汁

材料 猕猴桃 150 克，西芹 50 克。
调料 蜂蜜适量。
做法
1. 西芹洗净，去叶，切小段；猕猴桃去皮，切丁。
2. 将上述食材放入果汁机中，加入适量饮用水搅打，打好后调入蜂蜜即可。

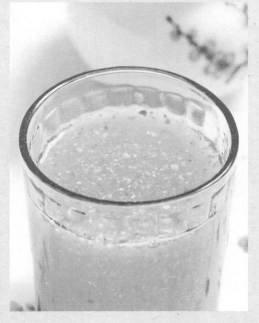

黄瓜猕猴桃汁

材料 黄瓜 100 克，葡萄柚 50 克，猕猴桃 80 克，柠檬 40 克。
做法
1. 黄瓜洗净，切小块；猕猴桃洗净、去皮，切小块；葡萄柚、柠檬各去皮和子，切小块。
2. 将上述材料和适量饮用水一起放入果汁机中搅打即可。

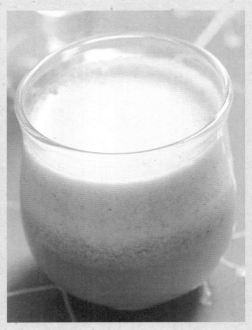

鲫鱼　健脾利湿、和中开胃

性味归经　性平，味甘，归脾、肾经。

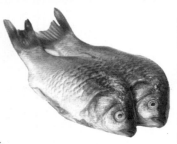

主要营养成分（每100克可食部分）

蛋白质	17.1克	钙	79毫克
钾	290毫克	维生素E	0.68毫克
磷	193毫克	热量	452千焦

药典摘要： 鲫鱼有"暖脾胃、健脾利湿、补虚通乳、活血通络、温中下气"的功效。——《本草纲目》

养生功效

祛除皱纹　常吃鲫鱼对肌肤的弹力纤维构成能起到很好的强化作用，尤其对压力大、睡眠不足等精神因素导致的早期皱纹有较好的缓解功效。

健脾利湿　鲫鱼有健脾利湿、和中开胃、活血通络、温中下气的功效，对脾胃虚弱、水肿、溃疡、气管炎、哮喘、糖尿病有很好的滋补食疗作用。

搭配宜忌

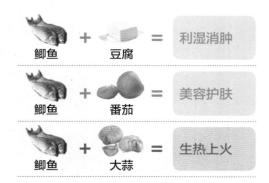

鲫鱼	+	豆腐	=	利湿消肿
鲫鱼	+	番茄	=	美容护肤
鲫鱼	+	大蒜	=	生热上火

人群宜忌

✔ **女性**　鲫鱼含有较多核酸，常吃可润肤养颜，抗衰老。

✔ **产妇**　鲫鱼可通乳，补产后体虚。

✘ **皮肤病患者**　鲫鱼为发物。

食用小窍门

　　将鱼去鳞、剖腹洗净后，放入盆中倒一些黄酒，就能除去鱼的腥味，并能使鱼滋味鲜美；或将鲜鱼剖开洗净，在牛奶中泡一会儿，既可除腥，又能增加鲜味。

鲫鱼最好吃 250 克以下的

　　因水污染问题，鱼体内容易重金属超标，尤其是汞含量超标。而 250 克以下的鲫鱼鱼龄小，体内汞的含量相对较低。如果超过 250 克，则鱼头最好不要食用，因为如果汞含量超标，多聚集于鱼头，其次是鱼皮、鱼肉、鱼子。

养生食疗方

木耳清蒸鲫鱼

材料 干黑木耳 25 克，干香菇 10 克，鲫鱼 250 克。

调料 葱段、姜片、料酒、植物油、白糖、盐各适量。

做法

1. 黑木耳泡发，洗净，撕成小片；干香菇泡发，洗净，去蒂后撕片。

2. 将鲫鱼放入碗中，加入姜片、葱段、料酒、白糖、盐、植物油，覆盖黑木耳、香菇片，上笼蒸半小时即可。

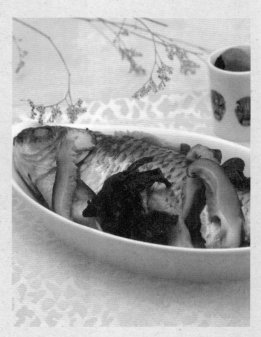

芦笋鲫鱼汤

材料 鲫鱼 300 克，芦笋 30 克。

调料 盐适量。

做法

1. 将鲫鱼去鳞及内脏，洗净；芦笋洗净，切片。

2. 将鲫鱼、笋片放入锅内，加入适量清水，以大火烧开，撇净浮沫，改用小火慢煮至鲫鱼、芦笋熟，出锅前加适量盐调味即可。

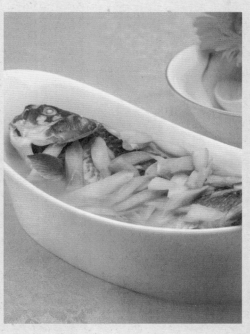

水产类

鲤鱼 可防治动脉硬化、冠心病

性味归经 性平，味甘，归脾、肾、肺经。

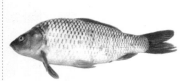

主要营养成分（每100克可食部分）

蛋白质	17.6克	硒	15.38微克
钾	334毫克	维生素E	1.27毫克
磷	204毫克	热量	456千焦

药典摘要：鲤鱼"长于利小便，故能消肿胀、黄疸、脚气、咳嗽、湿热病"，还有清热、解毒、健胃、利尿、安胎、通乳等功效。——《本草纲目》

养生功效

增强记忆力 常食鲤鱼对提高视力有益，鲤鱼头对维护大脑营养、增强记忆力颇有好处。此外，鲤鱼还有通乳的功效，是产妇的必备食物。

降低胆固醇 鲤鱼的脂肪多含不饱和脂肪酸，能很好地降低胆固醇，可以防治动脉硬化、冠心病等心脑血管疾病。另外，鲤鱼可防治糙皮病、口炎、舌炎等，还可以辅助治疗末梢血管痉挛、脉络膜视网膜炎。

搭配宜忌

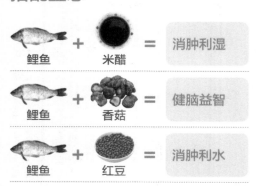

鲤鱼 + 米醋	=	消肿利湿
鲤鱼 + 香菇	=	健脑益智
鲤鱼 + 红豆	=	消肿利水

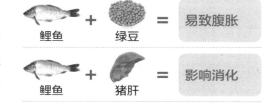

鲤鱼 + 绿豆	=	易致腹胀
鲤鱼 + 猪肝	=	影响消化

人群宜忌

✔ **孕妇** 鲤鱼对孕妇胎动不安、妊娠水肿有很好的食疗效果。

✔ **肝肾病患者** 鲤鱼具有平肝补血之功，可作为肝硬化、肝腹水患者的辅助治疗品。黄芪鲤鱼汤可治慢性肾炎水肿。

✘ **皮肤溃疡患者** 鲤鱼为发物，容易加重皮肤溃疡。

食用小窍门

烹制鲤鱼不用放鸡精调味，因为鲤鱼本身的味道就很鲜美。

养生食疗方

清蒸剁椒鲤鱼

材料　鲤鱼 500 克，红剁椒 50 克。

调料　葱末、姜末、蒜末各 2 克，生抽、
醋、料酒各 5 克，盐适量。

做法

1. 将鲤鱼宰杀，清洗干净，切下鱼头、
尾，然后在背部竖刀切厚片，肚子部
分不要切断，放在盘子上，摆成孔雀
开屏状。

2. 把姜末、葱末、蒜末、生抽、醋、料
酒、盐拌匀，淋在摆好的鱼肉上。

3. 开水上锅蒸 10 分钟，鱼出锅后将红剁
椒装饰到鱼身上即可。

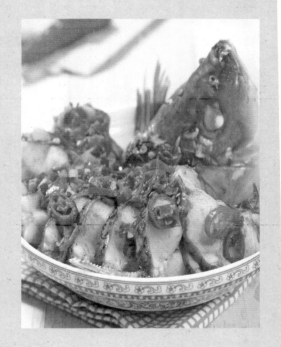

糖醋鲤鱼

材料　净鲤鱼 1 条。

调料　白糖、醋各 30 克，酱油、料酒各
15 克，葱段、姜片、蒜片各 10 克，
盐 4 克，高汤 250 克，水淀粉适量。

做法

1. 把鲤鱼划几刀，加盐和料酒腌渍，炸
至金黄色捞出；把醋、白糖、酱油、
料酒、高汤、水淀粉、盐调成味汁。

2. 油锅烧热，爆香葱段、姜片、蒜片，
倒入调味汁，稍煮浇在炸好的鱼身上
即可。

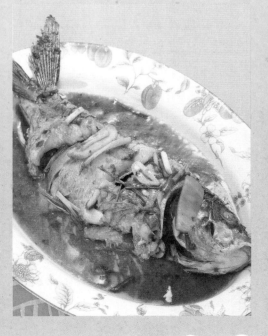

草鱼　促进血液循环，保护血管

性味归经　性温，味甘，入脾、肾经。

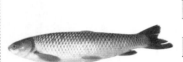

主要营养成分（每100克可食部分）

蛋白质	16.6克	铁	0.8毫克
钙	38毫克	硒	6.66微克
磷	203毫克	热量	473千焦

药典摘要：草鱼"可暖胃，但不能多食，否则容易引发多种疮疡"。——《本草纲目》

养生功效

补充营养　草鱼含有丰富的蛋白质、脂肪、钙、磷、铁等营养成分，营养丰富，具有很好的医疗保健作用。

降压　草鱼含有丰富的硒，经常食用有养颜抗衰、平肝祛风、解毒清热、明目降压的功效。

保护血管　草鱼含有丰富的不饱和脂肪酸，可促进血液循环，保护血管，是心脑血管病人的良好食物。

搭配宜忌

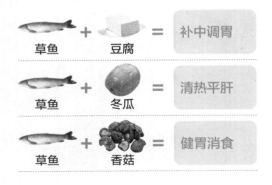

草鱼 ＋ 豆腐 ＝ 补中调胃

草鱼 ＋ 冬瓜 ＝ 清热平肝

草鱼 ＋ 香菇 ＝ 健胃消食

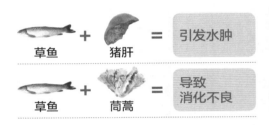

草鱼 ＋ 猪肝 ＝ 引发水肿

草鱼 ＋ 茼蒿 ＝ 导致消化不良

人群宜忌

✔ **学生**　常食草鱼可明目，预防近视。

✔ **心脑血管病患者**　草鱼含有丰富的不饱和脂肪酸，对血液循环有利。

✔ **癌症患者**　草鱼中含有大量硒元素，经常食用对肿瘤有一定的防治作用。

✘ **皮肤病患者**　草鱼肉是发物，食之易加重病情

食用小窍门

草鱼烹调时不用放鸡精就很鲜美；鱼胆有毒不能吃。

养生食疗方

家常鱼块

材料　草鱼 600 克。

调料　葱花、姜末、酱油、料酒、醋、淀
粉各 5 克，香菜段 10 克，干红辣
椒段 8 克，盐适量，香油少许。

做法

1. 草鱼刮鳞，去内脏，洗干净，剁块；
   草鱼块调入盐稍腌，加淀粉拍匀。
2. 锅置火上，放油烧热，放草鱼块炸熟，
   捞起控净油。
3. 锅再置火上，放油烧热，下葱花、姜末、
   干红辣椒段爆香，烹入料酒、醋、酱油，
   加入适量水，调入盐烧沸；下入草鱼烧
   至入味，撒香菜段，淋香油即可。

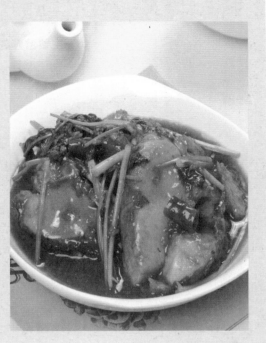

酸菜鱼片汤

材料　草鱼 1 条，泡酸菜段 250 克，鸡蛋
1 个（取蛋清）。

调料　盐、白糖、料酒、姜末、葱末各
适量。

做法

1. 草鱼处理干净，剁下鱼头，去骨留肉，
   切片，加蛋清、盐、白糖、料酒、姜
   末，拌匀腌渍。
2. 锅中加清汤大火煮沸，放泡酸菜段，
   大火煮约 10 分钟，下腌渍好的鱼肉
   片，煮约 4 分钟，加盐，撒葱末即可。

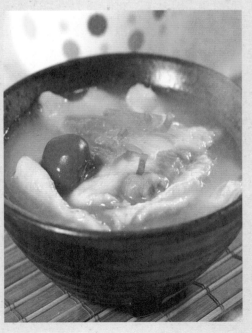

黄鱼 降低心脑血管疾病的发病率

性味归经 性平，味甘，归肾、胃经。

主要营养成分（每100克可食部分，大黄鱼）

蛋白质	17.7克	维生素A	10微克
钾	260毫克	维生素E	1.13毫克
硒	42.57微克	热量	406千焦

药典摘要： 黄鱼"明目，安神，益气，健脾开胃"，还有止痢、益气填精等功效。——《本草纲目》

养生功效

清除自由基 常吃黄鱼能有效降低高血压和心脏病的发病率。黄鱼能清除人体代谢产生的自由基，对各种癌症有预防和辅助治疗的功效。

补益身体 黄鱼对人体有很好的补益作用；对贫血、失眠、头晕、食欲缺乏及妇女产后体虚有良好疗效；对体质虚弱者和中老年人来说，食用黄鱼也会收到很好的食疗效果。

搭配宜忌

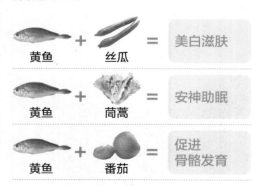

黄鱼 ＋ 丝瓜 ＝ 美白滋肤

黄鱼 ＋ 茼蒿 ＝ 安神助眠

黄鱼 ＋ 番茄 ＝ 促进骨骼发育

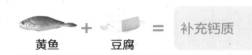

黄鱼 ＋ 豆腐 ＝ 补充钙质

人群宜忌

✔ **女性** 黄鱼有滋阴补阳之功，女士食用既能补血，又能使皮肤洁白细腻。

✔ **老人** 常食黄鱼，可补中益气、聪耳明目、延缓衰老。

✔ **癌症患者** 黄鱼含有丰富的微量元素，能清除人体代谢产生的自由基，对各种癌症有防治功效。

✘ **皮肤病患者** 黄鱼为发物，食之易加重病情。

食用小窍门

冷冻黄鱼不能用热水解冻，那样会烫熟鱼皮。应放在冷水中浸泡，使冻鱼慢慢融化。

养生食疗方

黄鱼粥

材料 大黄鱼 500 克，大米 300 克。

调料 姜丝、香菜、葱花、植物油、盐
各适量。

做法

1. 大米淘洗干净，浸泡 30 分钟，放入沸
   水锅中煮粥；将大黄鱼刮洗干净，加
   盐腌好。

2. 将黄鱼放油锅中煎至两面焦黄时，加
   一碗清水熬至熟后取出。剔下鱼肉，
   放回骨头熬成鱼汤加入粥中。鱼肉
   加熟油和生油拌匀，粥好时，放入鱼
   肉，煮沸，加入姜丝、香菜、葱花调
   味即可。

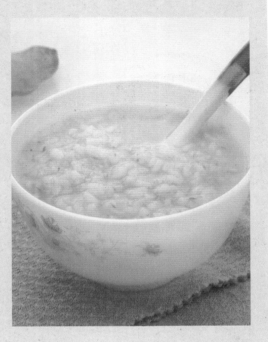

黄鱼瘦肉汤

材料 大黄鱼 480 克，猪瘦肉 160 克。

调料 盐、酱油、鸡精、料酒、胡椒粉、
香菜、葱丝、姜丝、植物油各适量。

做法

1. 香菜择洗干净，切段；猪瘦肉洗净，
   切成片；大黄鱼去鳃、鳞、内脏洗净，
   切成 4 段。

2. 锅内放入熟油，用中火将鱼煎透，取
   出，底油烧热，下入葱丝、姜丝，随
   即下入猪肉片略炒，注入开水，下入
   酱油、盐、料酒、胡椒粉煮沸，汤沸
   时放入鱼块熬至熟烂时，加入鸡精、
   香菜段即可。

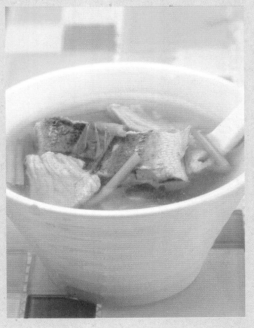

鳝鱼 调控血糖，补脑健身

性味归经 性温，味甘，归肝、脾、肾经。

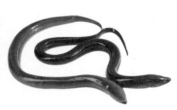

主要营养成分（每100克可食部分）

蛋白质	18克	硒	34.56微克
钾	263毫克	维生素E	1.34毫克
钙	42毫克	热量	372千焦

药典摘要：鳝鱼"补中益血，补虚损、妇女产后恶露淋漓、血气不调、羸瘦，止血，除腹中冷气、肠鸣又湿痹气"。
——《本草纲目》

养生功效

调节血糖 鳝鱼所含的特种物质"鳝鱼素"，能降低血糖和调节血糖，对糖尿病有较好的治疗作用，加之所含脂肪极少，因而是糖尿病患者的理想食品。

补脑健身 食用鳝鱼肉有补脑健身的功效，还可以增进视力。常吃鳝鱼有很强的补益功能，特别对身体虚弱、病后以及产后的人更为明显。

搭配宜忌

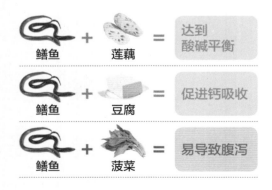

| 鳝鱼 + 莲藕 = 达到酸碱平衡 |
| 鳝鱼 + 豆腐 = 促进钙吸收 |
| 鳝鱼 + 菠菜 = 易导致腹泻 |

人群宜忌

✔ **眼疾患者** 鳝鱼含有的维生素A可以增进视力，调节眼睛的新陈代谢。

✔ **糖尿病患者** 从鳝鱼中可提取分离出"鳝鱼素"，有显著的降血糖和调节血糖的能力。

✖ **皮肤病患者** 鳝鱼是发物。

食用小窍门

鳝鱼最好是宰后即刻烹煮食用，因为鳝鱼中含有组氨酸，死后容易发生变化，产生有毒物质，不利于人体健康。此外，鳝鱼虽然营养价值高，却不宜食用过多，以免造成消化不良。

夏令鳝鱼赛人参

每年农历的四月至端午节前后，是鳝鱼上市的季节，这个时候的鳝鱼圆肥丰满、柔嫩鲜美，民间向来就有"夏令黄鳝赛人参"之说。

养生食疗方

素炒鳝丝

材料 鳝鱼400克，鲜香菇30克，洋葱
15克。

调料 酱油、料酒、白糖、鸡精、水淀
粉、胡椒粉、高汤、盐、香菜末、
植物油各适量。

做法

1. 鳝鱼洗净，去骨切丝；鲜香菇洗净，
切片；洋葱去皮和蒂，洗净，切细丝。

2. 炒锅置火上，倒入油烧热，放入鳝鱼丝
煸炒片刻，放入香菇、洋葱炒至熟盛出。

3. 另起一锅，倒油烧热，放入鳝鱼丝、
洋葱、香菇，调入盐、酱油、料酒、
白糖、鸡精、胡椒粉、高汤、水淀粉
翻炒，撒上香菜末即可。

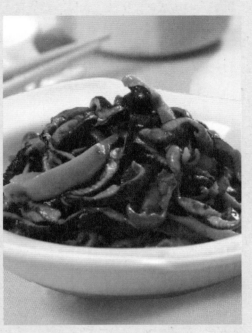

韭菜炒鳝鱼丝

材料 韭菜300克，活鳝鱼200克。

调料 蒜末、姜丝、鸡精、植物油、盐
各适量。

做法

1. 鳝鱼宰杀好，去除内脏，冲洗干净，
取肉，切丝；韭菜择洗干净，切段。

2. 炒锅置火上，倒入适量植物油，待油
温烧至五成热，放入鳝鱼丝煸熟，加
蒜末、姜丝炒香。

3. 放入韭菜段炒3分钟，用盐和鸡精调
味即可。

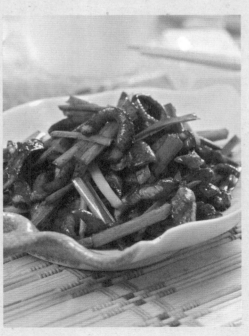

鱿鱼 补充脑力，预防老年性痴呆

性味归经 性凉，味甘、咸，归肝、肾经。

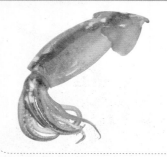

主要营养成分（*每100克可食部分，鲜鱿鱼*）

蛋白质	17.4克	维生素A	35微克
镁	42毫克	热量	351千焦
硒	38.18微克		

药典摘要：鱿鱼"能治赤痢、风痰"，即治便血痢疾、咳嗽咳痰，还有滋阴养胃、补虚润肤的功效。——《本草纲目》

养生功效

预防贫血 鱿鱼中含有丰富的微量元素，对骨骼发育和造血十分有益，可预防贫血。同时，鱿鱼能补充脑力、预防老年性痴呆等。

调节血压 鱿鱼有调节血压、保护神经纤维、活化细胞的作用，经常食用鱿鱼能延缓身体衰老。

人群宜忌

✔ **贫血者** 鱿鱼可促进造血，预防贫血。

✔ **肝病患者** 鱿鱼中含有大量牛磺酸，可缓解疲劳，改善肝功能。

✘ **心脑血管疾病患者** 鱿鱼含胆固醇较多，应慎食。

食用小窍门

鱿鱼须熟透后才能吃。因为鱿鱼中有一种多肽成分，若未熟就吃会导致肠蠕动失调。

搭配宜忌

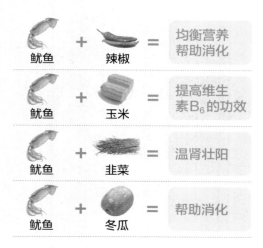

鱿鱼 + 辣椒 = 均衡营养 帮助消化

鱿鱼 + 玉米 = 提高维生素B₆的功效

鱿鱼 + 韭菜 = 温肾壮阳

鱿鱼 + 冬瓜 = 帮助消化

鱿鱼鸡肉丸缓解咳嗽

咳嗽不愈时可试试这个小方子：取鱿鱼1条，鸡肉50克，一同切成蓉，挤成丸子，加甘草、麻黄、杏仁各2克，煮汤羹饮服。

养生食疗方

孜然鱿鱼

材料 鲜鱿鱼 1 只。

调料 盐、醋、料酒、孜然、葱末、姜片各适量。

做法

1. 将鱿鱼洗净，切成花刀片，放在沸水中焯一下，捞出沥干。

2. 锅中放油烧热，放入葱末、姜片炝锅后，倒入鱿鱼快速翻炒，再放入醋、料酒、孜然，将鱿鱼炒熟透即可。

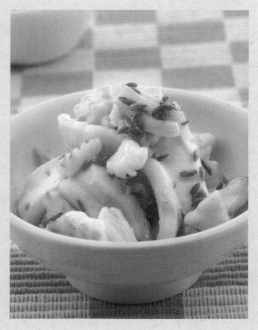

鱿鱼炒韭菜

材料 鲜鱿鱼 300 克，韭菜 200 克。

调料 盐、料酒、鸡精、酱油、葱末、姜丝、蒜末、水淀粉、香油、植物油各适量。

做法

1. 鱿鱼收拾干净，洗净，切丝，在沸水中焯一下，捞出，沥干；韭菜洗净，切段待用。

2. 炒锅置火上，倒入植物油烧热，放入葱末、姜丝、蒜末煸香，倒入鱿鱼丝翻炒。

3. 鱿鱼快熟时，调入酱油、盐、鸡精、料酒，放入韭菜，用水淀粉勾芡，淋入香油即可。

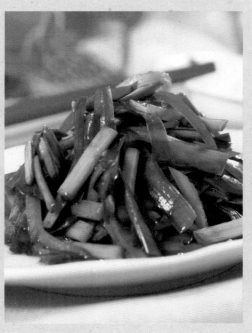

虾　有利于预防高血压及心肌梗死

性味归经　性微温，味甘，归肝、肾经。

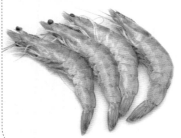

主要营养成分（每100克可食部分，对虾）

蛋白质	16.4克	硒	29.65微克
钙	325毫克	镁	60毫克
磷	186毫克	热量	364千焦

药典摘要：虾有"下乳汁""壮阳"、开胃祛痰、延年益寿的功效。——《本草纲目》

养生功效

预防癌症　常吃虾能增强机体免疫力，抑制肿瘤，预防癌症。此外，还能缓解疲劳，保护眼睛和神经中枢系统。

清除自由基　对于女性来说，吃虾还能有效清除引发肌肤老化的自由基，防止皮肤老化。

保护心脑血管系统　虾能很好地保护心脑血管系统，可减少血液中胆固醇的含量，防止动脉硬化，同时还能扩张冠状动脉，有利于预防高血压及心肌梗死。

搭配宜忌

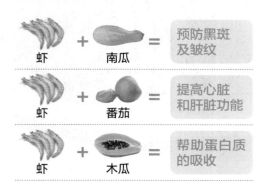

虾 + 南瓜	=	预防黑斑及皱纹
虾 + 番茄	=	提高心脏和肝脏功能
虾 + 木瓜	=	帮助蛋白质的吸收

人群宜忌

✔ **一般人群**　老少皆宜。

✔ **爱美人士**　常食虾可养血脉，润肌肤，养颜美容。

✔ **男性**　虾对肾虚阳痿、早泄遗精、腰膝酸软、四肢无力有良好的防治作用。

✘ **皮肤病患者**　虾为发物，不宜食用。

✘ **高胆固醇者**　虾头中含胆固醇较多，因此尽量弃之，特别是高胆固醇者。

食用小窍门

虾背上的虾线是虾的消化道，里面是未排泄完的废物，若吃到嘴里有泥腥味，影响食欲，所以应去掉。

吃虾最好不要带壳吃

虾壳中含钙量很高，但吸收率并不理想。即使是较软的虾壳，人的牙齿也不能彻底嚼烂，因此带壳吃虾得不到很好的补钙效果。除非将虾壳研磨成粉，再配合维生素D一起摄入，才能补钙。

养生食疗方

腰果虾仁

材料 新鲜虾仁 300 克，腰果 80 克，竹
笋 20 克，鸡蛋 1 个（取蛋清）。

调料 葱末、姜丝、盐、鸡精、料酒、水
淀粉、香油、植物油各适量。

做法

1. 虾仁用盐、鸡精、水淀粉、蛋清腌渍
片刻；竹笋洗净，切丁；将腰果炸熟。

2. 将料酒、鸡精、水淀粉、盐及清水调
制成调味汁。

3. 锅置火上，加入植物油烧热，倒入葱
末、姜丝、竹笋、虾仁略炒，烹入调
味汁翻炒均匀，将腰果撒在上面，滴
上香油即可。

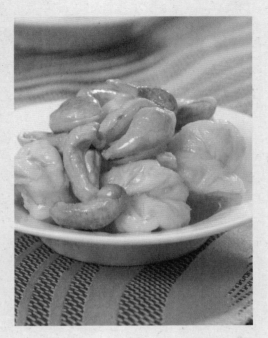

盐水虾

材料 鲜虾 500 克。

调料 葱段、姜片、盐、料酒、花椒各
适量。

做法

1. 鲜虾剪须、腿，洗净备用。

2. 锅中倒入适量清水，放入所有调料，
大火煮沸，撇浮沫后放入虾煮熟，捞
出，晾凉。

3. 剩下的汤去掉葱段、姜片、花椒，冷
却后将虾倒回原汤浸泡入味，食用时，
将虾摆盘，淋上少许原汤即可。

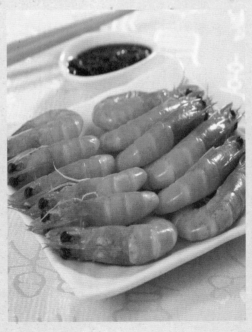

螃蟹 促进大脑发育，提高智力

性味归经　性寒，味咸，归肝、胃经。

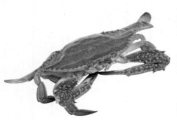

主要营养成分（每100克可食部分，河蟹）

蛋白质	17.5克	维生素A	389微克
钙	126毫克	维生素E	6.09毫克
硒	56.72微克	热量	431千焦

药典摘要：螃蟹有"舒筋益气、理胃消食、通经络、散诸热、散瘀血"的功效。——《本草纲目》

养生功效

提高智力　螃蟹中含有丰富的二十二碳六烯酸，能够促进大脑发育，提高智力。

滋补抗结核　螃蟹富含蛋白质、微量元素等营养成分，对身体有很好的滋补作用。螃蟹还有抗结核作用，吃蟹对结核病的康复大有裨益。

化瘀养生　螃蟹清热解毒、活血通络、滋阴养胃，对于瘀血、损伤、黄疸、腰腿酸痛和风湿性关节炎等疾病有一定的食疗效果。

搭配宜忌

人群宜忌

✔ **老人**　螃蟹有强筋壮骨、养筋活血、通经络的功效，对老人腰腿酸痛和风湿性关节炎有一定的食疗作用。

✔ **水肿患者**　螃蟹有养精益气、消肿的作用。

✘ **孕妇**　蟹爪最寒，可诱发流产。

食用小窍门

螃蟹的生活环境及其食物中的细菌、病毒、寄生虫等致病微生物很多，所以烹制前一定要洗净，切不可吃死蟹、半生蟹。

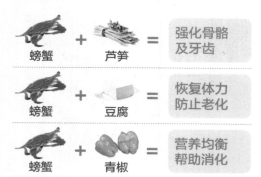

螃蟹 + 芦笋 =	强化骨骼及牙齿
螃蟹 + 豆腐 =	恢复体力防止老化
螃蟹 + 青椒 =	营养均衡帮助消化

秋天是吃螃蟹的最好季节

虽然一年四季皆有螃蟹吃，但秋季是吃蟹的最好季节。这是因为秋季螃蟹肉厚肥嫩，黄多味美。

养生食疗方

清蒸螃蟹

材料 螃蟹 2 只。

调料 醋、白糖、鸡精、香油、生姜各适量。

做法

1. 蒸蟹前，先用刷子把关节处刷洗干净，再用干净的棉线将螃蟹绑住，放在盘中摆好。
2. 姜洗净，切成两半，一半切片（5片），另一半切姜末，将姜片放在螃蟹上，端到蒸锅上蒸熟。
3. 锅置火上，倒入醋和姜末，烧沸，关火，加白糖、鸡精、香油，制成蘸料，放在碗碟里即可。

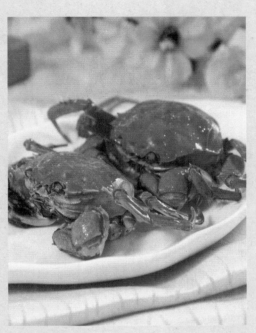

葱姜炒河蟹

材料 河蟹 500 克，葱段、姜片各 30 克。

调料 盐、料酒、胡椒粉、白糖、淀粉、植物油各适量。

做法

1. 将河蟹收拾干净，斩成块，蟹钳敲出裂纹，放盐拌匀，在断口处蘸少许淀粉，入八成热油锅炸至熟透成金黄色，捞出。
2. 锅内留底油，下葱段、姜片炒出香味，烹料酒，放入河蟹翻炒，再放入胡椒粉、白糖，添少许水翻炒，用水淀粉勾薄芡即可。

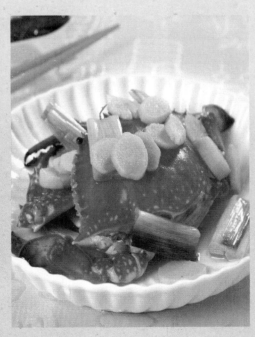

猪 肉　补虚强身，滋阴润燥

性味归经　性平，味甘、咸，归脾、胃、肾经。

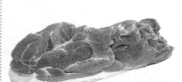

主要营养成分（*每100克可食部分*）

蛋白质	13.2克	胆固醇	80毫克
脂肪	37.0克	铁	1.6毫克
糖类	2.4克		

药典摘要："猪肉，其味隽永，食之润肠胃，生津液，丰肌体，泽皮肤，固其所也。"——《本草备要》

养生功效

强身健体　猪肉含完全蛋白质，可满足人体生长发育的需要，尤其是猪瘦肉的蛋白质可补充豆类蛋白质中必需氨基酸的不足；而含丰富脂肪的猪肥肉可提供热量。

补血养血　猪肉可为人体提供血红素铁（有机铁）和促进铁质吸收的半胱氨酸，这些物质可有效改善缺铁性贫血。

搭配宜忌

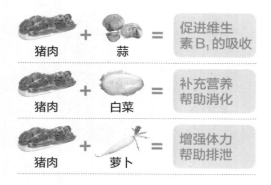

人群宜忌

✔ **一般人群**　老少皆宜。

✔ **贫血者**　猪肉能提供铁和促进铁吸收的半胱氨酸，防治缺铁性贫血

✘ **糖尿病者**　猪肉中尤其是肥肉中胆固醇含量较高，糖尿病患者不宜多食。

食用小窍门

猪肉经长时间炖煮后，脂肪会减少30%～50%，不饱和脂肪酸增加，而胆固醇含量会大大降低，故宜长时间炖煮。

怎么挑选好猪肉

新鲜猪肉，瘦肉部分呈鲜红色或粉红色；肥肉部分应该呈白色或乳白色，且质地比较硬。同时，用手按压有弹性，无液体流出。

养生食疗方

红烧肉

材料 五花肉 500 克。

调料 桂皮、干红辣椒各 5 克，姜片、葱
段、老抽各 10 克，冰糖 15 克，料
酒 20 克，大料 1 个，葱花少许，
植物油适量。

做法

1. 把五花肉稍煮，取出冲洗，沥干，切
方块，慢煎至呈金黄色，盛起。

2. 锅里倒油，倒冰糖，小火炒化成糖浆，
倒入肉块，使肉都裹上糖色。

3. 加姜片、葱段、桂皮、大料、干红辣
椒、料酒、老抽和适量温水大火煮开，
转小火慢炖 50 分钟，转大火收汁，撒
葱花即可。

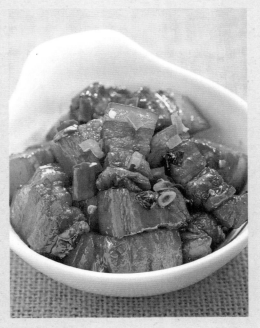

猪肉炖粉条

材料 带皮五花肉块 400 克，粉条 100 克。

调料 酱油、料酒、醋、白糖各 10 克，
葱段、姜末各 5 克，盐 4 克，花椒
少许，植物油适量。

做法

1. 粉条泡发，捞出沥干。

2. 锅内倒油烧热，放肉块炒至变色，盛起。

3. 锅内倒油烧热，放白糖炒糖色，加肉
块炒匀，放入姜末、花椒、酱油、料
酒和清水，大火烧开后转小火炖至锅
中水剩 1/3 时，加粉条、盐炖入味，
加醋调味，撒上葱段即可。

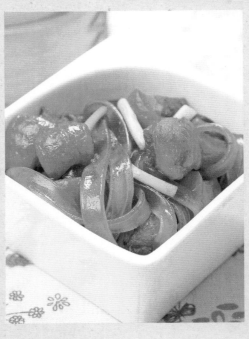

|猪肉各部位分割图|

|猪尾|

特点: 由皮质和骨节组成。

烹调方法: 多用于烧、卤、酱、凉拌等。

常见菜式: 卤猪尾、猪尾汤等。

|里脊肉|

特点: 是脊骨下面那条与大排骨相连的瘦肉,肉中无筋,是猪肉中最嫩的肉。

烹调方法: 最适合炸、熘、炒、爆。

常见菜式: 糖醋里脊等。

|臀尖肉|

特点: 位于臀的上部,纯瘦肉,肉质细嫩。

烹调方法: 适合切肉丁、肉丝、肉片等,多用于爆、熘、炸、炒等。

常见菜式: 蒜泥白肉等。

|坐臀|

特点: 位于后腿上方,臀尖肉的下方臀部,纯瘦肉,肉质较老,纤维较长。

烹调方法: 一般用于煮、酱、炒等。

常见菜式: 白切肉、回锅肉等。

|猪后蹄|

特点: 猪后蹄的蹄筋较前蹄好。

烹调方法: 多红烧、酱、煮汤等。

常见菜式: 酱猪蹄。

|弹子肉|

（又名"后腿肉"）

特点: 位于后腿腿骨上,均为瘦肉,肉质较嫩。

烹调方法: 多用于熘、炒、烧、煸、炸,也可用于氽汤。

常见菜式: 五香炸酥肉等。

|五花肉|

特点: 五花肉又称肋条肉、三层肉,一层瘦肉一层肥肉交替,口感鲜嫩,肥肉遇热容易化,瘦肉久煮也不柴。

烹调方法: 红烧、焖、炖、蒸。

常见菜式: 红烧肉、梅菜扣肉等。

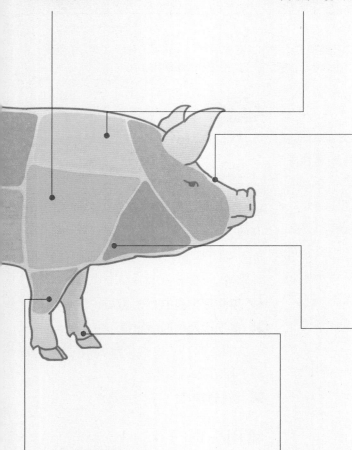

|上脑肉|

特点： 是背部靠近脖子的一块肉，瘦中夹肥，肉质较嫩。

烹调方法： 粉蒸、炖。

常见菜式： 粉蒸肉等。

|梅花肉|

特点： 以瘦肉为主，约占90%，瘦肉之间夹杂着数条细细的肥肉丝，且肥肉丝纵横交错，口感香嫩不腻，久煮不老。

烹调方法： 叉烧、煎、烤等。

常见菜式： 香煎梅花肉等。

|猪头|

特点： 猪的头部，猪耳、猪舌都是很好的下酒菜。

烹调方法： 适合酱、烧、煮、腌，多用来制作冷盘。

常见菜式： 扒猪脸、卤猪头肉、凉拌耳丝等。

|夹心肉|
（**也称软五花**）

特点： 位于前槽、颈和前肘子的中间，是三层瘦肉、二层肥膘互夹，俗称五花三层，皮较薄，质较松软。

烹调方法： 适合做汤、红烧、炖、煮等，也适合做馅。

常见菜式： 葱爆夹心肉、红烧夹心肉等。

|前腿肉|

特点： 位于前腿，肉易吸收水分。

烹调方法： 做馅、做肉丸子、煮汤。

常见菜式： 珍珠丸子等。

|猪前蹄|

特点： 只有皮、筋、骨，没有肉。前蹄的蹄筋不如后蹄的好。

烹调方法： 多红烧、酱、炖汤等。

常见菜式： 红烧猪蹄、卤猪蹄等。

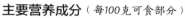

牛肉　预防和治疗缺铁性贫血

性味归经　性平，味甘，归脾、胃经

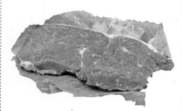

主要营养成分（每100克可食部分）

蛋白质	19.9克	钙	23毫克
钾	216毫克	铁	3.3毫克
磷	168毫克	热量	523千焦

药典摘要：牛肉"安中益气、养脾胃，补虚壮健、强筋骨，消水肿、除湿气"。——《本草纲目》

养生功效

病后调养　牛肉富含优质蛋白质，适合生长发育期及手术后、病后调养的人食用，在补充失血、修复组织等方面特别适宜。寒冬季节食牛肉可暖胃。

加速伤口愈合　牛肉富含锌元素，可协助人体吸收利用蛋白质和糖类，可加速伤口愈合的速度。牛肉富含铁质和优质蛋白质，可预防和治疗缺铁性贫血。

强壮肌肉　牛肉富含的肌氨酸被称作"肌肉燃料之源"，吸收后能在人体内迅速转化为能量，增强气力，并能增长肌肉。

搭配宜忌

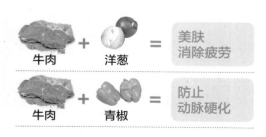

牛肉 + 洋葱	=	美肤 消除疲劳
牛肉 + 青椒	=	防止 动脉硬化

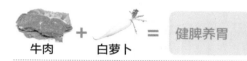

牛肉 + 白萝卜 = 健脾养胃

人群宜忌

✔ **孕产妇**　牛肉中富含的铁容易被人体吸收，可有效防止孕期缺铁性贫血。牛肉在滋阴养血、修复组织方面很有帮助，特别适合妇女产后食用。

✔ **学生**　牛肉中的肌氨酸能提高智力。

✘ **高血压及高血脂患者**　牛肉中含中等量的胆固醇，以少食为佳或长时间炖煮后去掉油脂再食用。

✘ **皮肤病患者**　牛肉为发物。

食用小窍门

牛肉经烹煮后会收缩，切大块可防烹煮后体积太小。牛肉肌纤维较粗，不易炖烂，烹调前可加些嫩肉粉，让口感变得更柔嫩。

肉蛋类

养生食疗方

萝卜炖牛腩

材料 牛腩 400 克，白萝卜 250 克。

调料 料酒、酱油各 15 克，葱末、姜片各 10 克，盐 5 克，大料、胡椒粉各 4 克。

做法

1. 牛腩洗净，切块，焯烫，捞出；白萝卜洗净，去皮，切块。

2. 砂锅置火上，放入牛腩、酱油、料酒、姜片、大料和适量清水，大火烧沸后转小火炖 2 小时。

3. 加入白胡萝卜块，继续炖至熟烂，放入盐、胡椒粉拌匀，撒上葱末即可。

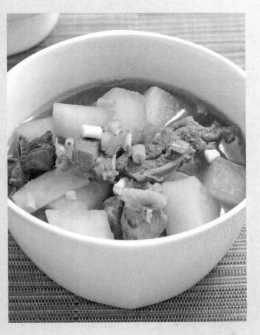

金针肥牛

材料 肥牛肉 400 克，金针菇 150 克，红尖椒碎 15 克。

调料 高汤 50 克，水淀粉 20 克，淀粉 8 克，盐 4 克，鸡精、植物油各适量。

做法

1. 肥牛肉洗净，切薄片，用淀粉、盐拌匀；金针菇去根，洗净。

2. 锅置火上，倒油烧至六成热，爆香红尖椒碎，加入高汤、肥牛肉片和金针菇，炒至将熟，调入盐、鸡精，再用水淀粉勾芡即可。

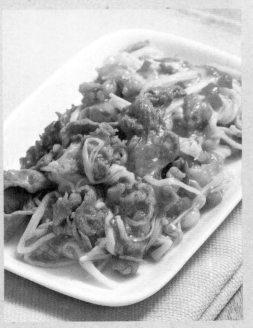

|牛肉各部位分割图|

|黄瓜条|

特点：肉质较粗，但纤维分布均匀，口感很好，有嚼劲。

烹调方法：做牛排，炒、煸、熘、制馅和牛肉干。

常见菜式：煎黄瓜条等。

|牛尾|

特点：有奶白色的脂肪和深红色的肉，营养价值高，具有补气、养血、强筋骨的功效。

烹调方法：宜炖食或煮汤食用。

常见菜式：牛尾汤、红烧牛尾等。

|牛霖|（牛臀）

特点：位于后腿近臀部，脂肪含量少，口感略涩。

烹调方法：适合做馅料，也可以爆炒。

常见菜式：葱爆牛肉、孜然牛肉等。

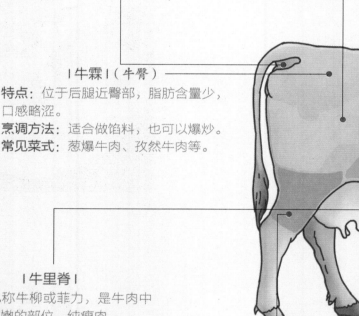

|牛里脊|

特点：也称牛柳或菲力，是牛肉中肉质最细嫩的部位，纯瘦肉。

烹调方法：常用来做菲力牛排及铁板烧。

常见菜式：黑椒牛柳等。

|牛腱子肉|

特点：牛腱子分前腱和后腱，熟后有胶质感。

烹调方法：适合卤、酱。

常见菜式：卤牛肉、酱牛肉、五香牛肉等。

|牛外脊|（西冷牛肉）

特点：牛外脊是牛背部的最长肌，也是西餐菜单中的西冷牛肉，呈大理石斑纹状。

烹调方法：适合炒、炸、涮、烤。

常见菜式：西冷牛排、洋葱炒牛肉等。

| 牛眼肉 |

特点：位于前腿上方，一端与上脑相连，另一端与外脊相连。外形酷似眼睛，脂肪交错。肉质细嫩，脂肪含量高。

烹调方法：适合涮、烤、煎。

常见菜式：烤牛眼肉、煎牛排等。

| 上脑 |

特点：肉质细嫩，肥瘦均匀，有明显花纹。

烹调方法：适合煎、炒、涮、炖。

常见菜式：煎牛上脑肉扒、清炖牛上脑等。

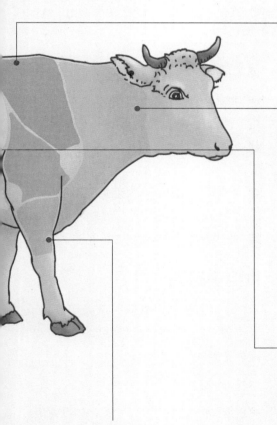

| 牛颈肉 |

特点：牛颈是活动量较大的部位，纤维较细，肥瘦兼有。

烹调方法：清炖、红烧、做馅。

常见菜式：生菜牛肉汤、牛肉丸等。

| 牛排骨 |

特点：牛排骨是从牛腩上取下来的，肉质比较细，油少，肉质较嫩、多汁。

烹调方法：适合炖煮、熬汤、红烧。

常见菜式：红烧牛排骨、萝卜牛排汤等。

| 牛腱子肉 |

特点：牛腱子分前腱和后腱，熟后有胶质感。

烹调方法：适合卤、酱。

常见菜式：卤牛肉、酱牛肉、五香牛肉等。

羊肉 祛寒补暖，增强御寒能力

性味归经 性热，味甘，归脾、胃、肾经。

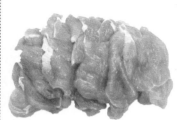

主要营养成分（每100克可食部分）

蛋白质	19克	硒	32.2微克
钾	232毫克	热量	849千焦
磷	146毫克		

药典摘要： 羊肉"暖中补虚，补中益气，开胃健力，益肾气"。——《本草纲目》

养生功效

祛寒补暖 羊肉性温，可促进血液循环，祛寒补暖，增强御寒能力。羊肉中含有丰富的氨基酸，可增加消化酶，保护胃壁，促进消化。

减轻肺部疾病 常食羊肉可以减轻肺部疾病的症状，如肺结核、气管炎、肺气肿、哮喘等。

抗病延年 羊肉的肉质很细嫩，容易消化，多吃羊肉可以提高身体素质，提高抗病能力。

搭配宜忌

羊肉	+ 豆腐	=	降低胆固醇预防上火
羊肉	+ 孜然	=	滋补祛寒
羊肉	+ 山药	=	益胃平肝

人群宜忌

✔ **老人** 常食羊肉可缓解老人耳鸣眼花、腰膝无力的症状。

✔ **男性** 羊肉有助元阳、补精血的作用，可补肾壮阳。

✔ **产妇** 产后食羊肉能治产后血虚腹痛、产后脑卒中或无奶。

✘ **发热患者** 羊肉性温热，易加重病情。

食用小窍门

羊肉有膻味，煮制时放数个山楂或一些萝卜、绿豆，炒制时放些葱、姜、孜然等作料，可去膻味。

寒冬腊月是吃羊肉的最佳季节

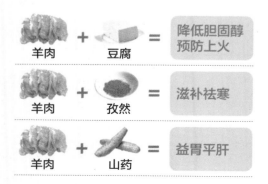

按照中医理念，冬季，人体的阳气潜藏于体内，身体容易出现手足冰冷、气血不畅的情况，而羊肉性温，可补肾、祛寒、温补气血，冬天适当多吃能帮助抵御风寒，又可滋补身体。

养生食疗方

手抓羊肉

材料 羊肉 500 克。

调料 花椒 3 克，盐 4 克，姜片、葱段各 20 克。

做法

1. 羊肉斩大块，用清水冲洗干净，冷水下锅，大火烧开。
2. 待浮沫起来时用勺打沫子。
3. 沫子打净时，加入盐、姜片、花椒、葱段。
4. 开小火慢炖，待葱快烂时用筷子夹出。
5. 煮至肉软烂后捞出装盘即可。

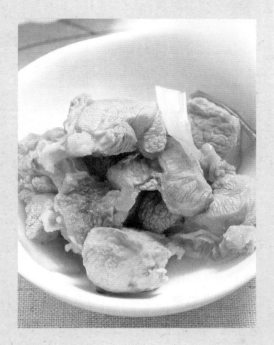

葱爆羊肉

材料 羊后腿肉 200 克，大葱 2 根，大蒜 3 瓣。

调料 料酒、酱油、糖、白胡椒粉、醋、盐、植物油各适量。

做法

1. 大葱择去葱叶，洗净，留葱白部位切小段；大蒜剥皮洗净，用刀背拍碎。
2. 将羊肉洗净，切成薄片，放入料酒、酱油、糖、白胡椒粉腌渍 10 分钟。
3. 锅内倒油烧至八成热，倒入羊肉片，快速翻炒至羊肉片变色，放入葱段，淋入 1 匙醋，倒入蒜碎、盐，翻炒均匀即可。

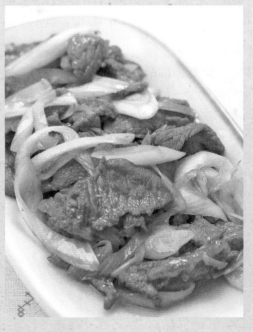

肉蛋类

鸡肉 具有使肌肉肌腱健康的功能

性味归经 性平、温，味甘，归脾、胃经。

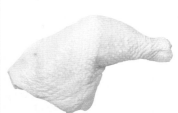

主要营养成分（每100克可食部分）

蛋白质	19.3克	锌	1.09毫克
钾	251毫克	热量	699千焦
磷	156毫克		

药典摘要：鸡肉"温中益气，补虚填精"。——《本草纲目》

养生功效

增强体力 鸡肉蛋白质含量较高，且易被人体吸收和利用，有增强体力、强壮身体的作用。

强化血管 鸡胸脯肉中含有较多的B族维生素，具有恢复体能、保护皮肤的作用。此外，鸡翅膀肉中含有丰富的骨胶原蛋白，具有强化血管和肌肉肌腱健康的功能。

降低胆固醇 鸡肉含有较多的不饱和脂肪酸，能够降低对人体健康不利的低密度脂蛋白胆固醇。

搭配宜忌

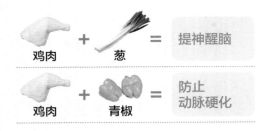

鸡肉 ＋ 葱 ＝ 提神醒脑

鸡肉 ＋ 青椒 ＝ 防止动脉硬化

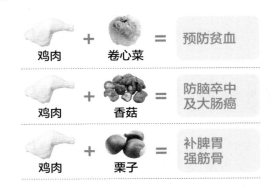

鸡肉 ＋ 卷心菜 ＝ 预防贫血

鸡肉 ＋ 香菇 ＝ 防脑卒中及大肠癌

鸡肉 ＋ 栗子 ＝ 补脾胃强筋骨

人群宜忌

✔ **一般人群** 老少皆宜。

✔ **体弱者** 鸡肉可安神，强健五脏，增强体力。

✔ **女性** 鸡肉可治疗妇女崩漏带下、产后缺乳等症。

食用小窍门

鸡臀尖（鸡屁股）是淋巴最为集中的地方，也是储存病菌、致癌物的仓库，千万不可食用。

养生食疗方

宫保鸡丁

材料 鸡腿肉丁 250 克，冬笋丁 75 克，炸花生仁 25 克，鸡蛋清 1 个。

调料 干红辣椒段 10 克，酱油、葱段各 20 克，姜末、盐各 3 克，水淀粉 30 克，白糖、醋各 2 克，植物油、料酒各适量。

做法

1. 鸡腿肉丁加盐、10 克酱油、料酒、水淀粉、鸡蛋清抓匀；冬笋丁焯烫，控干；白糖、醋、10 克酱油、水淀粉调成味汁。

2. 锅内倒油烧热，炒香干红辣椒段，放鸡丁、笋丁煸炒，下姜末、葱段，烹味汁，加花生仁翻匀即可。

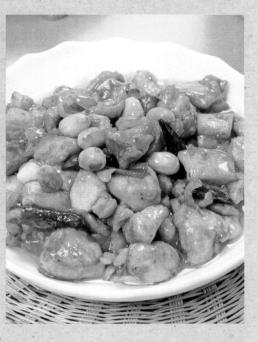

芦笋鸡肉棒

材料 芦笋、鸡肉末各 150 克。

调料 生抽、淀粉、橄榄油各 10 克，鸡蛋清 1 个，蜂蜜、黑胡椒粉、柠檬汁、盐各适量。

做法

1. 芦笋去老皮，洗净，每根切一刀成两段；将鸡肉末加入生抽、蛋清、淀粉搅匀；将橄榄油、蜂蜜、黑胡椒粉、柠檬汁和盐搅匀成酱汁。

2. 取一段芦笋，取适量鸡肉末包裹在芦笋棒中段，然后放在烤盘上，淋上酱汁，然后送入烤箱中层，上下火 200℃ 烤 10 分钟即可。

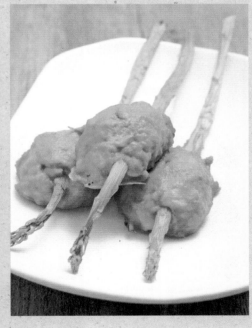

乌鸡 防治骨质疏松，改善贫血症状

性味归经 性平，味甘，归肝、肾经。

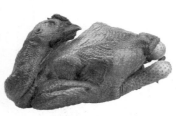

主要营养成分（每100克可食部分）

蛋白质	22.3克	硒	7.73微克
钾	323毫克	维生素E	1.77毫克
磷	210毫克	热量	464千焦

药典摘要：乌鸡"补虚强身，治消渴、妇人病"。
——《本草纲目》

养生功效

改善贫血症状 乌鸡含有丰富的黑色素，入药后能起到使人体内的红细胞和血色素增生的作用，可以改善贫血症状。

降低血糖 乌鸡可促进胰岛素分泌、加强胰岛素作用、降低血糖，适合糖尿病患者食用。

防治骨质疏松 乌鸡中的维生素E、磷、铁、钾、钠含量高于普通鸡肉，对防治骨质疏松、佝偻病等有明显功效。

搭配宜忌

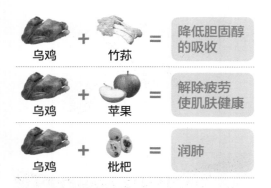

乌鸡 + 竹荪	=	降低胆固醇的吸收
乌鸡 + 苹果	=	解除疲劳使肌肤健康
乌鸡 + 枇杷	=	润肺

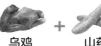

乌鸡 + 山药 = 养阴退热、补中

人群宜忌

✔ **女性** 对产后亏虚、乳汁不足及气血亏虚引起的月经不调、子宫虚寒、经行腹痛等症，均有很好的疗效。

✔ **老年人** 乌鸡对老年人所患的虚损性疾病有很好的补虚作用。

✔ **癌症患者** 乌鸡可滋补强身、提高免疫力。

✘ **感冒患者** 感冒时人多会发热、咳嗽、多痰，而乌鸡会生痰助火，生热动风。

食用小窍门

乌鸡连骨（砸碎）熬汤，滋补效果最佳。炖煮时使用砂锅小火慢炖最好。

养生食疗方

清炖乌鸡汤

材料　乌鸡 700 克。

调料　葱段、姜片、料酒、盐、鸡精各
　　　　适量。

做法

1. 乌鸡宰杀洗净，放沸水中焯水，除去
血沫。

2. 把乌鸡、料酒、葱段、姜片放入砂锅
内，用大火烧开后，改小火炖 2 小时，
加入盐、鸡精即可。

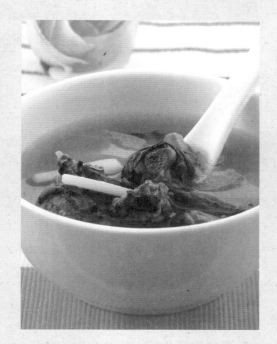

乌鸡糯米葱白粥

材料　乌鸡腿 1 只，糯米 250 克。

调料　葱白、盐各适量。

做法

1. 乌鸡腿洗净，切块焯水后捞出洗净，
沥干；糯米淘净，浸泡 4 小时；葱白
去头须，切粒。

2. 将乌鸡腿块加 4 碗清水用大火烧开后，
改小火煮 15 分钟，然后放入糯米，烧
开后改小火煮，糯米煮熟后加入盐调
味，最后放葱粒焖片刻即可。

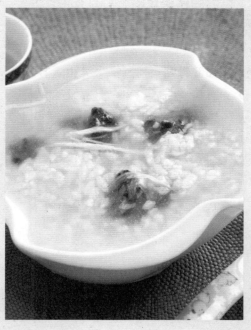

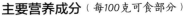
肉蛋类

鸭肉　大补虚劳，清肺解热

性味归经　性微寒，味甘、咸，归脾、胃、肺、肾经。

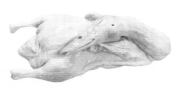

主要营养成分（每100克可食部分）

蛋白质	15.5克	维生素B$_2$	0.22毫克
钾	191毫克	维生素E	0.27毫克
磷	122毫克	热量	1004千焦

药典摘要：鸭肉"主大补虚劳，最消毒热，利小便，除水肿，消胀满，利脏腑，退疮肿，定惊痫"。——《本草纲目》

养生功效

保护心脏　鸭肉是含 B 族维生素和维生素 E 比较多的肉类，对心肌梗死等心脏病患者有保健作用；经常食用鸭肉，除了能补充人体必需的多种营养成分外，还可祛除暑热，保健强身。

消肿化痰止咳　鸭肉有大补虚劳、清肺解热、止咳化痰、养胃生津、滋阴补血、定惊解毒、消除水肿之功能。

强健骨骼　鸭肉富含维生素 D 和磷质，有强健骨骼、预防骨质疏松的作用。

搭配宜忌

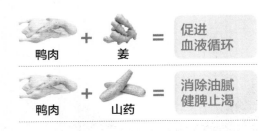

鸭肉 + 姜	=	促进血液循环
鸭肉 + 山药	=	消除油腻健脾止渴

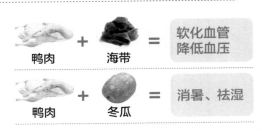

鸭肉 + 海带	=	软化血管降低血压
鸭肉 + 冬瓜	=	消暑、祛湿

人群宜忌

✔ **产妇**　常吃鸭肉可改善产后无乳或乳汁缺少的状况。

✔ **糖尿病患者**　鸭肉健脾胃、补肺肾。更适宜上消、中消型糖尿病患者食用。

✘ **脾胃虚弱者**　鸭肉性寒凉，脾胃虚弱者不宜多食。

食用小窍门

老鸭肉在短时间内不容易煲烂，可以在锅里放一些木瓜皮，其中的酶会加速鸭肉变熟烂。

养生食疗方

木耳鸭丝汤

材料 鸭脯肉 150 克，水发黑木耳 50 克，
鸡蛋 1 个（取蛋清）。

调料 盐、胡椒粉、料酒、淀粉、鸡精、
白糖各适量。

做法

1. 鸭脯肉洗净，切丝，加入适量盐、胡
   椒粉、白糖、淀粉、料酒、蛋清浆好待
   用；黑木耳洗净，去根，焯水后切丝。

2. 锅置火上，倒入清水烧开，下入鸭肉
   丝，略煮一会儿，然后下入黑木耳丝
   煮开，稍煮一会儿，加入适量盐和鸡
   精调味即可。

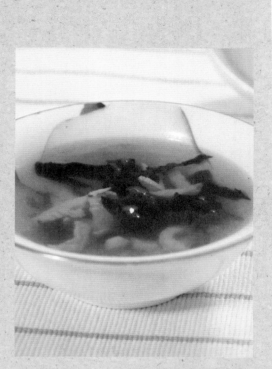

鸭肉拌黄瓜

材料 鸭肉 100 克，黄瓜 250 克。

调料 蒜末、盐、鸡精、香油各适量。

做法

1. 鸭肉洗净，煮熟，撕成丝；黄瓜洗净，
   切成丝。

2. 取盘，放入鸭肉丝和黄瓜丝，加盐、
   鸡精、蒜末和香油拌匀即可。

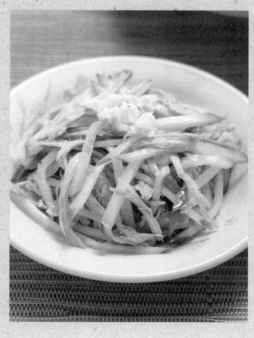

人参 大补元气，改善心脏功能

性味归经 性微温，味甘、微苦，归脾、肺、心、肾经。

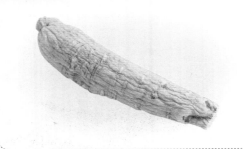

用法用量

内服：煎汤，每餐3～10克（生重）为宜。

药典摘要：人参"补五脏，安精神，定魂魄，止惊悸，除邪气，明目，开心，益智，久服轻身延年"。——《本草纲目》

养生功效

大补元气 人参具有大补元气、强身健体、提高人体免疫力的作用，可以调节中枢神经系统，改善大脑的兴奋与抑制过程，能提高脑力与体力劳动的效率，并有抗疲劳的作用。

改善心脏功能 人参能够改善心脏功能，增加心肌收缩力，减慢心率，对心脏功能、心血管、血流都有一定的影响，对高血压、冠心病有一定的预防作用。

人群宜忌

✔ **免疫力低下者** 人参能加强机体对有害因素的抵抗力。

✔ **贫血者** 人参对骨髓的造血功能有保护和刺激作用，改善贫血。

✘ **失眠患者** 人参有中枢神经兴奋作用，加重失眠。

人参羊肉汤

材料 羊肉250克，人参10克，枸杞子15克。

调料 葱段、姜片、盐各适量。

做法

1. 人参、枸杞子洗净，放入砂锅中，用清水浸泡30分钟，置火上，大火烧开后转小火煎30分钟，取汁；羊肉洗净，切块。

2. 人参枸杞汁倒入砂锅中，放入羊肉、葱段、姜片和没过锅中食材的清水，小火炖至羊肉烂，加盐调味即可。

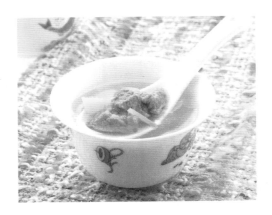

党参　补中益气，提高肠胃的工作效率

性味归经　性平，味甘、微酸，归脾、肺经。

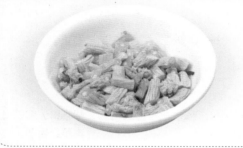

用法用量

内服：煎汤，每次 9 ~ 15 克（生重）；或入丸、散，或熬膏。

药典摘要：党参"益气补血，生津止渴，和胃健脾，为中药中之大补珍品"。——《本草纲目》

养生功效

补中益气　党参具有补中益气、益智、镇静催眠、抗惊厥等作用，可以使神经系统兴奋，从而振奋精神、消除疲劳。

调整胃肠功能　党参能改善肠胃的动力，提高肠胃的工作效率。调整肠胃运动功能，改善肠动力功能障碍，提高小肠推进率。

增强造血功能　党参可使红细胞数升高、血红蛋白增加，增强机体的造血功能。

人群宜忌

✔ **消化不良者**　党参为补中益气之要药，能纠正胃肠功能紊乱，促进消化。

✔ **贫血者**　党参可增强造血功能。

✘ **失眠者**　党参对神经系统有兴奋作用，会加重失眠症状。

桂圆红枣党参汤

材料　桂圆肉 20 克，红枣 10 颗，党参 30 克。

调料　冰糖适量。

做法

将材料准备好，放入砂锅加水煎至党参煮熟，加冰糖调味即可。

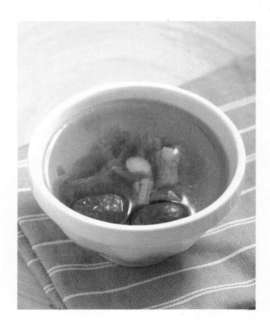

莲子 防癌抗癌，补五脏不足

性味归经 性甘平，味涩，归心、肾、脾经。

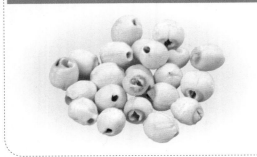

用法用量

每餐 6 ~ 15 克（生重）为宜。

药典摘要：莲子"交心肾，厚肠胃，强筋骨，补虚损，利耳目"。——《本草纲目》

养生功效

防癌抗癌 莲子所含氧化黄心树宁碱对鼻咽癌有抑制作用，有防癌抗癌的功能。

强心安神 莲心所含生物碱具有显著的强心作用，莲心碱则有降压及抗心律不齐的作用。

滋养补虚，止遗涩精 莲子中所含的棉子糖，能够滋养久病、产后或老年体虚者的身体；莲子碱有平抑性欲的作用，对于青年人梦多、遗精频繁或滑精者有良好的止遗涩精作用。

人群宜忌

✔ **失眠者** 莲子有养心安神、消除疲劳的作用。

✔ **病后体虚者** 莲子对于久病、产后或老年体虚者有很好的滋补作用。

✘ **便秘者** 莲子不易消化，会加重症状。

莲子薏米甜汤

材料 莲子、薏米各 50 克，银耳 5 克。
调料 冰糖适量。
做法

1. 莲子去心，浸泡半小时，洗净，捞出沥水；银耳放入清水中泡发，洗净，去蒂，撕成小朵，捞出沥水；薏米洗净，浸泡 4 小时，捞出沥水。
2. 锅置火上，倒入适量清水放入莲子、薏米、银耳，大火煮沸后改小火煮 1 小时，加入冰糖，小火煮至化开，搅匀即可。

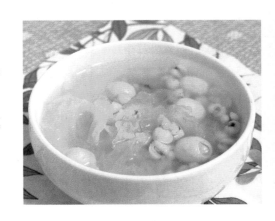

中药类

百合 增强体质，抑制肿瘤细胞生长

性味归经 性平，味甘、微苦，归心、肺经。

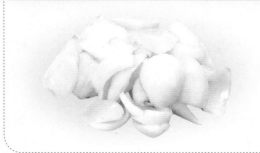

用法用量

内服（干品）：煎汤，15 ~ 50 克；蒸食或煮粥食。外用：捣敷。

药典摘要：百合"润肺，止咳，清心安神，补中益气"。——《本草纲目》

养生功效

抗疲劳 百合中含有多种营养物质，能促进机体营养代谢，使机体抗疲劳、耐缺氧能力增强，同时能清除体内的有害物质，延缓衰老。此外，百合中的氨基酸和多糖可提高人体的免疫力。

抑制肿瘤 食用百合有助于增强体质，抑制肿瘤细胞的生长，可以有效地减轻放化疗期间出现的口干咽痛、烦躁失眠等症状。

人群宜忌

✔ **癌症患者** 百合有提高机体免疫力、抑制癌细胞增生的作用。

✔ **失眠者** 百合中含有百合苷，有镇静和催眠的作用。

✘ **腹泻者** 百合性微寒，会加重症状。

西芹百合

材料 西芹 150 克，鲜百合 75 克。

调料 植物油、水淀粉、盐、鸡精各适量。

做法

1. 鲜百合一瓣一瓣剥下，洗净；西芹洗净，切片待用。
2. 将百合片、西芹片焯水，倒入漏勺沥去水分。
3. 炒锅置火上，倒入油烧至七成热，放入鲜百合、西芹片略炒，加入盐、鸡精，用水淀粉勾芡即可。

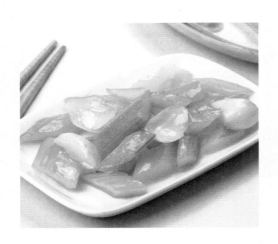

枸杞子 明目，增强造血功能

性味归经 性平，味甘，归肝、肾经。

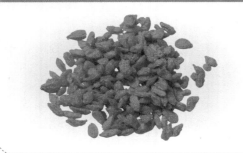

用法用量

内服：煎汤，每次6～15克（生重）为宜；或入丸、散、膏、酒剂。

药典摘要：枸杞子"久服坚筋骨，轻身不老，耐寒暑"。——《本草纲目》

养生功效

明目作用 枸杞子含有丰富的胡萝卜素、多种维生素和钙、铁等眼睛必需的营养物质，具有很好的明目功效，可用于治疗由肝血不足、肾阴亏虚引起的视物昏花和夜盲症。

提高免疫功能 枸杞子可以扶正固本和扶正祛邪，能提高机体的抗病能力，抵御病邪的侵害。

增强造血功能 枸杞子有促进造血细胞增殖的作用，可以使白细胞数增多，增强人体的造血功能。

人群宜忌

✔ **电脑族** 枸杞子含眼睛必需的营养成分，能缓解视疲劳。

✔ **脂肪肝患者** 枸杞子有一定的抑制脂肪在肝细胞内沉积、促进肝细胞再生的作用。

陈醋蜂蜜腌枸杞

材料 枸杞子50克，陈醋300克。
调料 蜂蜜120克。
做法
1. 用热水清洗枸杞子，捞出沥水。
2. 再用醋清洗一遍，放入广口密闭容器中。
3. 把蜂蜜和陈醋按1∶2.5的比例倒入装枸杞子的容器中，充分搅拌，放置一晚即可食用。

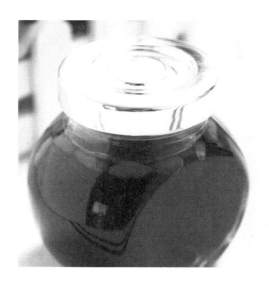

金银花 清热解毒，凉血利咽

性味归经　性寒，味甘，归肺、心、胃经。

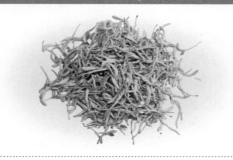

用法用量

内服：煎汤，每次10～20克（生重）为宜；或入丸、散。外用：敷。

药典摘要：金银花"善于化毒，故治痈疽、肿毒、疮癣、杨梅疮、风湿诸毒，诚为要药"。——《本草纲目》

养生功效

抗菌作用　金银花对多种致病菌如金黄色葡萄球菌、溶血性链球菌、大肠杆菌、痢疾杆菌、霍乱弧菌、伤寒杆菌、副伤寒杆菌等均有一定的抑制作用。

消炎解毒　金银花对痈肿疔疮、肠痈肺痈有较强的散痈消肿、清热解毒、消炎作用。

凉血利咽　金银花有凉血止痢的作用，对热毒痢疾、下痢脓血、湿温阻喉、咽喉肿痛等有解毒止痢、凉血利咽的功效。

人群宜忌

✔ **感冒发热患者**　金银花有疏热散邪的作用。

✔ **咽喉肿痛者**　金银花有解毒止痢、凉血利咽的功效。

✘ **脾胃虚寒者**　金银花性寒，会加重症状。

百合金银花茶

材料　百合花3克，金银花3克。
调料　冰糖适量。
做法

将百合花、金银花、冰糖一起放入杯中，倒入沸水，泡约5分钟后，调匀即可饮用。

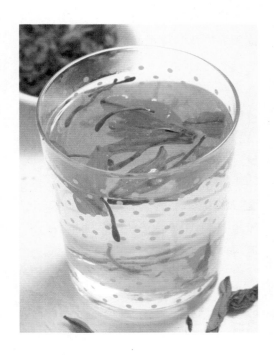

菊花 疏风散热，平肝明目

性味归经 性微寒，味辛、甘、苦，归肺、肝经。

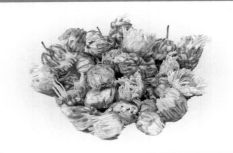

用法用量

内服：煎汤，10 ~ 15 克（生重）；或入丸、散；或泡茶。外用：适量，煎水洗；或捣敷。

药典摘要：菊花"除风热，益肝补阴"，还有明目、解毒的功效。——《本草纲目》

养生功效

镇静明目 菊花有良好的镇静作用，能使人肢体轻松、精神振奋，还能让人双目明亮，特别对肝火旺、用眼过度导致的双眼干涩有较好的疗效。

降低血压 菊花具有疏风散热、平肝明目的功效，适用于肝火亢盛型、阴虚阳亢型及肝肾阴虚型高血压，有效缓解高血压引起的头晕头痛、心烦失眠等症状。

人群宜忌

✔ **高血压患者** 菊花有降压、扩张动脉的作用。

✔ **感冒患者** 菊花有疏风平肝的功效，可用于治疗外感风热、目赤肿痛等症。

✘ **腹泻者** 菊花性凉，会加重症状。

菊花绿豆粥

材料 小米 80 克，绿豆 50 克，菊花 10 克。
调料 白糖 10 克。

做法

1. 将绿豆洗净，浸泡 4 小时；小米淘洗干净；菊花洗净。

2. 锅置火上，倒入适量清水大火烧开，加绿豆煮沸，15 分钟后加入洗净的小米，先用大火煮 5 分钟左右，再改小火煮约 20 分钟。

3. 加入菊花继续煮约 5 分钟，加白糖调味即可。

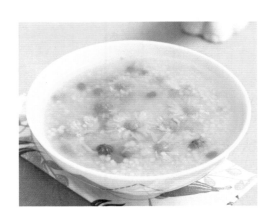

PART 3

养生调养饮食宜忌
吃喝调养都兼顾

增强体力

现在高速度、快节奏的生活秩序，致使许多人经常感到疲劳。容易疲劳其实也是身体机能较差的一种表现，此时要为身体补充营养，增强体力，激发生命的活力。

推荐食物

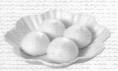

馒头
能迅速补充能量，消除疲劳

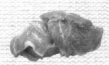

猪瘦肉
富含蛋白质，能补充体力，提高劳动效率

黑豆
开胃益中，补肾益气

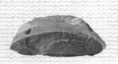

牛肉
增长肌肉，增强肌肉力量

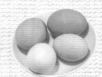

鸡蛋
含有肌肉增长需要的所有营养

燕麦
使人获得更多的能量

全麦面包
补充能量，帮助恢复体力

牛奶
含有糖和蛋白质，能补充体力

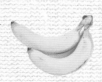

香蕉
快速补充流失的体力

慎食食物

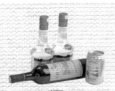

酒
刺激性强，会导致人体钙质流失

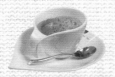

咖啡
消耗体内的B族维生素，加重疲劳感

防病祛病食疗方

板栗土鸡瓦罐汤

材料 土鸡1只，板栗200克，红枣20克。
调料 姜片10克，盐4克，鸡精2克。
做法

1. 将土鸡宰杀后去毛和内脏，洗净切块，
   焯去血水；板栗去壳和皮备用。
2. 将板栗塞入鸡腹内，鸡放入瓦罐中，
   加适量清水，放入姜片、红枣，大火
   煮沸，撇去浮沫，小火煲四五个小时，
   调入盐和鸡精即可。

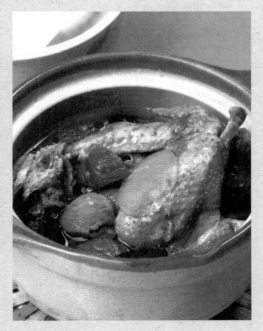

双色馒头

材料 面粉400克，巧克力酱200克，发
　　　　酵面（老面）适量。
做法

1. 将发酵面（老面）加面粉、水和成面
   团发酵；取一半面团，加入巧克力酱，
   揉成咖啡色面团。
2. 将两种颜色的面团分别揉成长条形，
   再用擀面杖分别将其擀成长条面片。
3. 将两种颜色的面片叠放在一起，横向
   卷起成直径两三厘米的长条，切成小
   块，饧20分钟后，上锅蒸熟即可。

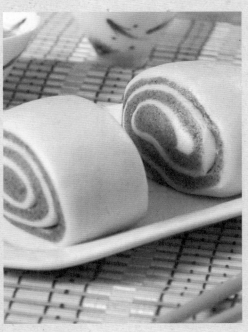

养心安神

我们身边的不少食物具有养心安神的作用，这些食物既没有西药的副作用，也不像中药味苦难吃。适量食用能全面提升人的精气神，使人精力充沛，保持快乐的好心情！中医认为红色食物可养心，苦味食物可入心，因此养心可多吃红色食物、苦味食物。此外，饮食要以清淡为主，多吃富含膳食纤维、维生素和矿物质的食物。尽量减少脂肪，特别是动物性脂肪的摄入。少吃高糖、高盐食物。

推荐食物

百合
中医认为，百合能清心安神

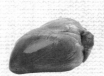
猪心
有安神定惊、养心补血的功效

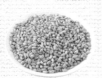
小麦
有养心神、益心气的作用

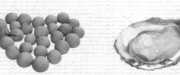
桂圆
补血安神，益脑力

牡蛎肉
治疗失眠烦热、心神不安

莲子
清心醒脾，养心安神，补中养神

红枣
养血安神，益气生津

红豆
养心补血

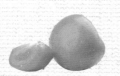
番茄
含番茄红素，能保护心脏

慎食食物

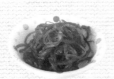
咸菜
过多摄入盐分会导致脾气暴躁

辣椒酱
辛辣刺激，让人兴奋

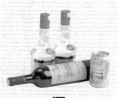
酒
酒精会刺激大脑，令人兴奋

防病祛病食疗方

百合鸡蛋汤

材料　百合 20 克，火腿 50 克，鸡蛋 1 个。

调料　葱末 5 克，鸡汤 750 毫升，盐 3 克，料酒 10 克。

做法

1. 百合用清水浸泡一夜，洗净；火腿切末；鸡蛋倒入碗中，打散。

2. 锅置火上，放入百合、火腿末，加鸡汤大火烧开后转小火煮 10 分钟，淋入鸡蛋液搅成蛋花，加盐和料酒调味，撒上葱末即可。

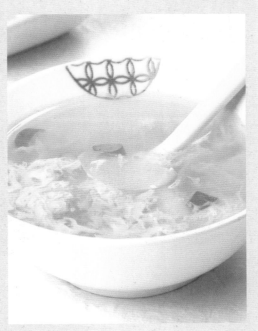

桂圆茶

材料　桂圆肉 10 枚。

调料　蜂蜜适量。

做法

1. 将桂圆肉洗净，放入耐热的碗中。

2. 蒸锅置火上，倒入适量清水。碗置锅中，盖上锅盖，大火烧至锅中的水沸腾，转小火蒸至桂圆肉熟软，取出。

3. 将蒸好的桂圆肉放入大杯中，用沸水冲泡，盖上杯盖闷 10 ～ 15 分钟，开盖晾至温热，加蜂蜜搅拌均匀，代茶饮，每日 2 杯。

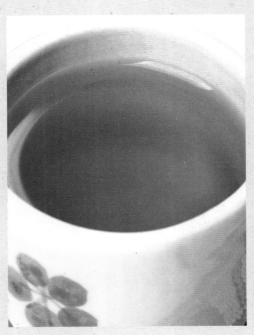

抗辐射

在科技发达的今天，辐射的确是个让人忧心的"副产品"。调整饮食，注意营养，是防辐射的有效方法。如果营养状态不佳，可使人体对辐射的敏感性提高，对其耐受性降低。科学饮食可以减轻辐射的危害。

推荐食物

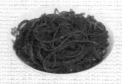

海带
能促使体内放射性物质排出

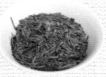

绿茶
含有茶多酚、茶多糖等具有抗辐射作用的成分

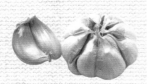

大蒜
可提高人体抗辐射的能力

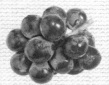

葡萄
可以改善受辐射后身体的免疫功能

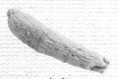

人参
对辐射引起的血小板和红细胞减少有抵制作用

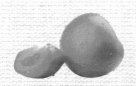

番茄
减少皮肤辐射损伤，且可祛斑美白

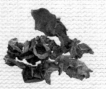

黑木耳
胶质能吸附掉体内的毒素并排出

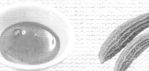

蜂蜜
排出身体毒素，滋补强身

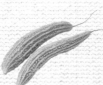

苦瓜
清除体内有害物质

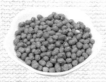

绿豆
有强力的解毒功效

防病祛病食疗方

凉拌木耳

材料 水发黑木耳 200 克，红椒 30 克。

调料 葱末、蒜末、盐各 2 克，生抽、白糖、醋、香油各适量。

做法

1. 黑木耳择洗干净，撕成小朵；红椒去蒂及子，切丝。
2. 锅置火上，倒入清水烧沸，将黑木耳下水焯熟，捞出投凉，控净水。
3. 将黑木耳、红椒丝和葱末、蒜末、盐、白糖、生抽、醋、香油拌匀即可。

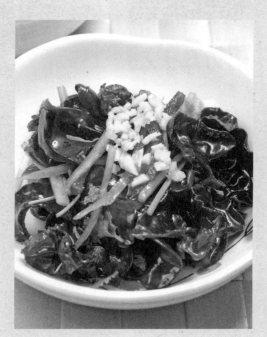

莲藕海带煲猪骨

材料 莲藕 150 克，水发海带、胡萝卜各 50 克，猪骨 100 克。

调料 姜 3 片，料酒 10 克，盐 3 克。

做法

1. 莲藕去皮，洗净，切块；海带洗净，切小片；猪骨剁成小块，用沸水焯烫去血水；胡萝卜洗净，去皮，切滚刀块。
2. 瓦罐煲内放入上述食材及姜片后置火上，淋入料酒并加入约为食材 3 倍的水，大火烧开后用小火煲 1.5 小时左右，加盐调味即可。

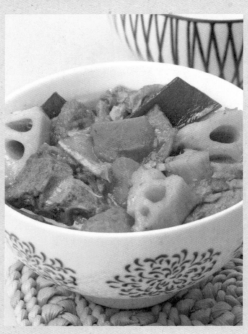

增强胃肠动力

肠胃是人体重要的消化器官，负责身体所需的各种营养物质的消化和吸收。一旦肠胃出现了问题，那么，各种疾患便会接踵而至。而养好肠胃主要依靠日常的调理，也就是我们常说的"三分治，七分养"，其中最重要的就是日常饮食的调理。

推荐食物

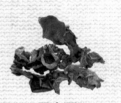

黑木耳
起到清涤肠胃的作用

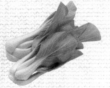

油菜
膳食纤维有利于毒素的排出

猪血
有解毒和润肠的功效

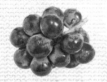

葡萄
具有排毒作用

绿豆
可解多种毒素，帮助体内的毒物排泄

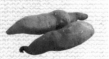

红薯
膳食纤维帮助排便

慎食食物

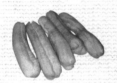

油条
含铝，铝是低毒、非必需的微量元素

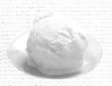

生冷食物
影响肠胃正常运转，影响食物消化

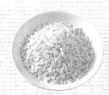

糯米
不易消化，导致胃胀

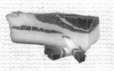

肥肉
油腻，不易消化

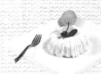

甜点
减慢肠道蠕动，增加肠道有害菌

防病祛病食疗方

韭菜烧猪血

材料 猪血 200 克，韭菜 50 克。

调料 葱花、花椒粉、盐、鸡精、植物油各适量。

做法

1. 猪血洗净，切块；韭菜择洗干净，切寸段。

2. 油锅烧热，撒入葱花、花椒粉炒出香味。

3. 倒入猪血块翻炒均匀，加少许清水大火烧沸，转小火烧 8 分钟，放入韭菜段炒熟，用盐和鸡精调味即可。

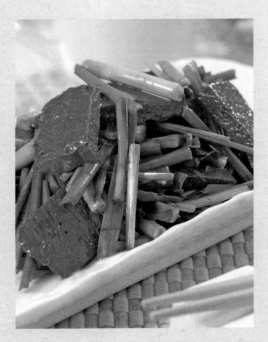

芝麻油菜

材料 油菜 150 克，白芝麻 25 克。

调料 盐、香油、鸡精各适量。

做法

1. 油菜择洗干净，入沸水中焯 1 分钟，捞出，晾凉，沥干水分；白芝麻挑去杂质。

2. 炒锅置火上烧热，放入白芝麻炒熟，盛出，晾凉。

3. 取盘，放入油菜，加盐、鸡精和香油拌匀，撒上熟白芝麻即可。

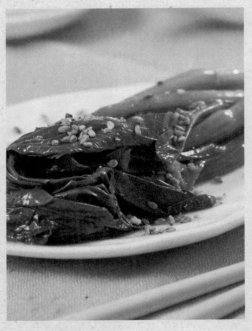

健脾开胃

脾和胃都是消化器官，脾胃的健康与饮食关系密切。科学饮食能健脾养胃，否则不但不利于脾胃健康，而且会影响身体健康。饮食养生应该从健脾养胃开始，脾胃健康才有好胃口，有了好胃口才能身体壮！

推荐食物

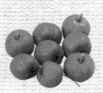

山楂
是助消化的常用食材

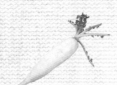

白萝卜
具有增强食欲、消食消滞的功效

橘皮
有利于胃肠积气排出

大麦芽
有帮助消化的作用，擅长消谷食积滞

慎食食物

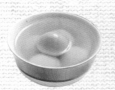

汤圆
不容易消化

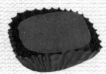

巧克力
引起下食道括约肌的放松，使胃酸回流，刺激食道及咽部

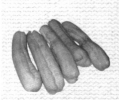

油条
难以消化，并且油腻，含有高脂肪

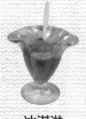

冰淇淋
影响肠胃正常运转，造成食物很难消化

防病祛病食疗方

山楂苦瓜圈

材料 苦瓜 200 克，果丹皮 50 克。
调料 盐少许，蜂蜜适量。
做法

1. 苦瓜洗净，切成寸段，去掉内部的子和白膜，切成半厘米厚的片，放入锅中焯烫，捞出放冷水浸泡 20 分钟捞出，撒入少许盐拌匀。
2. 将果丹皮切成宽片，并把果丹皮放入拌好的苦瓜圈中。
3. 将做好的苦瓜山楂圈放在盘子里摆个漂亮的造型，淋上蜂蜜即可食用。

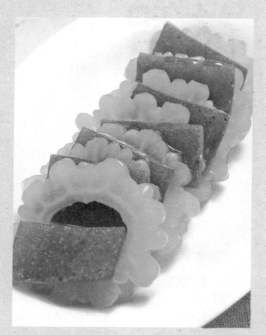

橘皮山楂粥

材料 大米、山楂各 50 克，鲜橘皮 30 克，桂花 2 克。
调料 红糖、白糖各适量。
做法

1. 将新鲜橘皮用清水反复清洗，切成豌豆大小的丁。
2. 山楂洗净后去核，切成薄片，与桂花、橘皮、大米一起放入锅内，加适量水，大火煮沸后改用小火熬煮 20 分钟，加入白糖、红糖继续煮至大米熟烂即可。

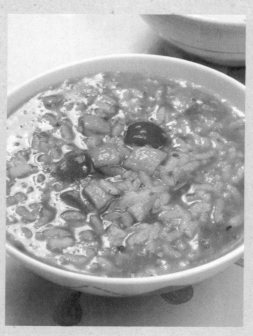

益智

脑细胞需要的营养成分非常多，有些食物含健脑益智的成分很多，多吃这些食物可以帮我们达到事半功倍的健脑效果。另外，利用天然食物进行健脑益智，不仅取材方便，价格低廉，简便易行，而且效果良好，无毒副作用。

推荐食物

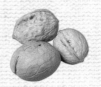

核桃仁
富含不饱和脂肪酸，提高脑的功能

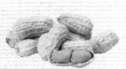

花生仁
富含维生素E，促进思维活跃

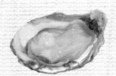

牡蛎
富含锌，能增强记忆力

牛奶
富含蛋白质，能补充记忆力

慎食食物

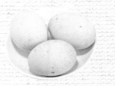

松花蛋
含铅量较高，会损伤大脑，引起智力低下

白糖
为酸性食物，食用过多易加重脑力劳动者的疲劳

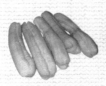

油条
含较多的过氧化脂质，使活动耐力降低，影响工作效率

臭豆腐
高温油炸后，油脂分子会被破坏，影响记忆力

防病祛病食疗方

奶酪焗牡蛎

材料 牡蛎 500 克，净菠菜 150 克，面粉 20 克，鲜奶 30 克，面包糠适量。

调料 白酒、蒜蓉各 5 克，干葱片、黄油各 20 克，奶酪粉适量。

做法

1. 牡蛎去壳，洗净，放入加了白酒的沸水中煮熟，再烫下牡蛎壳，捞出沥干。

2. 锅内倒油烧热，炒香蒜蓉、干葱片，加菠菜炒熟，盛出放在牡蛎壳上，再放上牡蛎肉。另取锅，加黄油化开，加面粉炒香，倒鲜奶、奶酪粉，汤汁浓稠时淋在牡蛎上；将面包糠与奶酪粉拌匀，撒在牡蛎上；将烤炉预热到 250℃，将牡蛎烤 5 分钟即可。

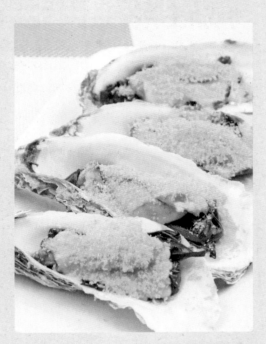

蹄筋花生汤

材料 水发牛蹄筋 250 克，花生仁 50 克。

调料 葱花、姜片、干辣椒段各 3 克，花椒粉 2 克，盐、植物油各适量。

做法

1. 水发牛蹄筋洗净，切块；花生仁洗净。

2. 汤锅置火上，倒入适量植物油，待油烧至七成热，放入姜片、干辣椒段、花椒粉炒香。

3. 倒入水发牛蹄筋和花生仁翻炒均匀，加适量清水煮至牛蹄筋软烂，用盐调味，撒上葱花即可。

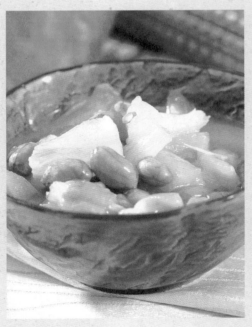

减轻熬夜伤害

古人讲究"日出而作，日落而息"，包括一日三餐的时间都很固定，这是老祖宗在实践中得出的养生规律。但现在熬夜的人越来越多，这容易导致肠胃不适、皮肤干燥、视力降低、记忆力下降等。因此，尽量别熬夜。不得不熬夜时，需要补充维生素、热量，远离上火的食物，将熬夜的伤害降到最低。

推荐食物

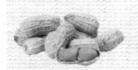

花生仁
能消除疲劳，补充体力

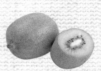

猕猴桃
能快速增强身体的免疫力

鱼
能补充身体所消耗的大量蛋白质

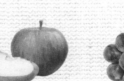

胡萝卜
提高对昏暗光线的适应能力

苹果
改善因内分泌失调导致的便秘

葡萄
缓解神经衰弱、过度疲劳

绿豆
帮助体内毒素排泄

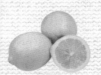

柠檬
预防因熬夜长斑

洋葱
分解体内毒素

慎食食物

方便面
加重消化道负担

浓茶
加重疲劳感

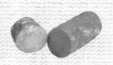

火腿肠
增加消化负担，积累毒素

PART 4

常见病饮食宜忌
吃对食物减少病痛

感冒

感冒有风寒感冒、风热感冒和流行性感冒。风寒感冒是风吹受凉引起的，表现为怕冷、不出汗、流清涕、打喷嚏等；风热感冒就是热伤风，天气太热、空调温度太低引起的，表现为发热重、出汗、口渴、鼻塞、咽喉红肿等；流行性感冒是由流感病毒引起的，表现为发病急、起高热、浑身没劲等。

推荐食物

姜
适合风寒感冒患者食用

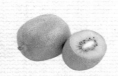

猕猴桃
增强人体免疫力，防治感冒

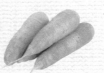

胡萝卜
提高呼吸道黏膜的抵抗力

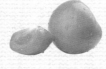

番茄
维生素C提高免疫力

洋葱
抗寒杀菌，抵御感冒病毒

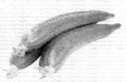

黄瓜
属于碱性食物，可调节体内的酸碱平衡

慎食食物

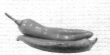

辣椒
刺激性强，容易助火生痰，加重感冒病情

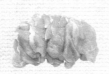

羊肉
属于滋补、辛热的食物，会导致外邪不易驱出

浓茶
某些成分有一定对抗、降低或干扰感冒药的作用

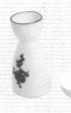

酒
会使全身血管扩张，引起头痛，降低抗病能力

防病祛病食疗方

银耳鸭蛋羹

材料　鸭蛋 1 个，银耳 10 克。
调料　冰糖 10 克。
做法

1. 将银耳用温水泡发，去杂质，洗净，放锅中加水煮至黏稠。
2. 将鸭蛋打入碗中搅匀，倒入锅中煮沸，加冰糖稍煮，盛入碗中即可。

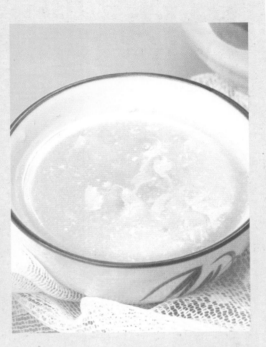

养生功效

银耳具有清肺生津、滋阴润肺的作用；鸭蛋能补虚益脏、滋阴清肺，与银耳相配食用，能辅助治疗阴虚感冒的干咳、咽干痛等症状。

生姜粥

材料　生姜 25 克，大米 100 克，枸杞子 10 克。
做法

1. 生姜洗净去皮，切末；大米淘洗干净；枸杞子洗净。
2. 锅置火上，加适量清水煮沸，放入大米、生姜末煮沸，加入枸杞子，用小火熬煮 30 分钟。

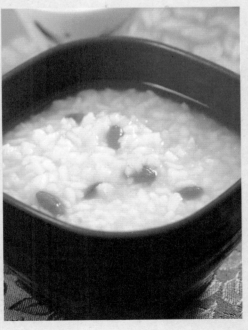

养生功效

生姜味辛，有解表散热、止呕去痰、解毒止泻的功效，对感冒风寒、呕吐腹泻、鱼蟹中毒等症有一定疗效。

发热

发热本身并不是一种疾病，只是疾病的一种症状。事实上，它是身体为了抵抗病毒与细菌所产生的一种保护性反应。发热时，应多喝水，补充水分，防止脱水。

推荐食物

荸荠
寒性食物，清热生津

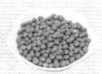

绿豆
性味甘凉，有清热解毒的功效

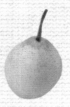

梨
能清热、生津、止渴，对各种原因引起的发热有疗效

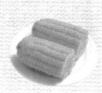

玉米
能增强人体抗病能力

慎食食物

鸡蛋
富含蛋白质，会在体内产生热量，加剧发热症状

蜂蜜
是益气补中的食物，食后不利于消除患者体内的热度

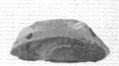

牛肉
属于温补食物，发热期间忌食

鱼
属发物，不利病情康复

防病祛病食疗方

西瓜番茄汁

材料 西瓜瓤 30 克，番茄半个。
做法
1. 西瓜去子；番茄用沸水烫一下，剥皮，去子。
2. 将滤网或纱布清洗干净，滤取西瓜和番茄中的汁液即可。

养生功效
　　这道果汁具有清热解暑、除烦止渴的功效，且富含维生素 C 和大量水分，可以补充人体因发热流失的水分，避免脱水。

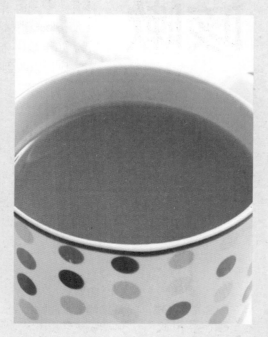

薏米雪梨粥

材料 薏米、大米各 10 克，雪梨 200 克。
调料 白糖适量。
做法
1. 薏米淘洗干净，浸泡 4 小时；大米淘洗干净，浸泡 30 分钟；雪梨洗净，去皮和蒂，除核，切丁。
2. 锅置火上，加薏米、大米和适量清水，用大火煮沸，转小火煮至米粒熟烂后，放入雪梨丁煮沸，加入白糖调味即可。

养生功效
　　梨能清热止咳，蜂蜜能润肺止咳，二者搭配，止咳的效果更好。

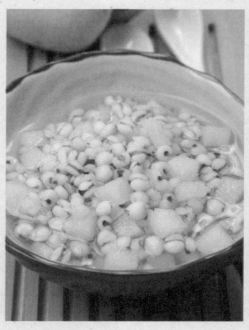

咳嗽

咳嗽是呼吸道疾病常见的症状之一，而且往往伴有咳痰。很多患者对咳嗽不够重视，也不进行相关治疗，这使得咳嗽持续较长时间，从而影响身体健康和日常生活。如果咳嗽未愈期间注意饮食调理，再配合相应治疗，则可以收到事半功倍的效果。

推荐食物

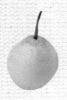

梨
所含的苷及鞣酸能祛痰止咳

白萝卜
清热降火，清除肺胃积热，止咳化痰

百合
含黏液质，具有润燥清热的作用

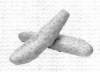

山药
具有润滑和滋润呼吸道的作用，能有效止咳

银耳
具有润肺化痰的功效，对肺热咳嗽有一定的辅助治疗效果

慎食食物

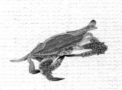

螃蟹
属于发物，会加重咳嗽症状，不宜食用

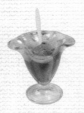

冷饮
加重咳嗽症状

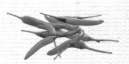

朝天椒
刺激性强，容易加重咳嗽

虾
属于发物，对病情不利

羊肉
羊肉属于温热食物，食用后可助热上火，加重痰结、气喘、咳嗽等症状

防病祛病食疗方

鲜藕百合枇杷粥

材料　鲜藕、鲜百合、枇杷各30克，小米100克。

做法

1. 将藕、百合、枇杷洗净，藕去皮，切片，枇杷去皮除核。
2. 锅置火上，加适量清水，放入藕片，加入小米同煮，待米熟时，加入百合、枇杷一起煮沸，转小火煮至黏稠即可。

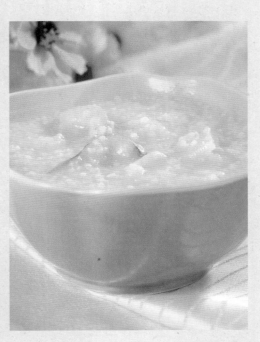

养生功效

百合能补中润肺、镇静止咳；枇杷肉可润燥清肺、止咳降逆；藕则有补心生血、健脾养胃之功效。此粥对于因肺燥津伤所致的咳嗽有较好的疗效。

白萝卜山药粥

材料　白萝卜100克，山药50克，大米100克。

调料　香菜末8克，盐2克，鸡精1克，香油5克。

做法

1. 白萝卜去缨，去皮，洗净，切小丁；山药去皮，洗净，切小丁；大米淘洗干净。
2. 锅置火上，加适量清水烧开，放入大米，用小火煮至八成熟，加白萝卜丁和山药丁煮熟，加盐和鸡精调味，撒上香菜末，淋上香油即可。

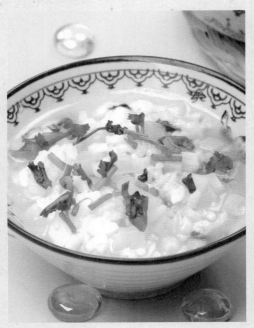

便秘

便秘是十分常见的现象，大部分人或多或少都遭受过便秘的困扰。很多人把便秘当作胃肠道疾病的一种症状或一种胃肠道功能障碍，但实际上，绝大部分便秘是不良饮食习惯造成的。因此，远离便秘的困扰，就要从调整饮食入手。

推荐食物

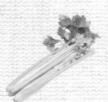

芹菜
纤维能促进胃肠蠕动

香蕉
润肠通便，缓解习惯性肠燥便秘

燕麦
含有的膳食纤维能够润肠通便

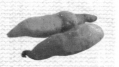

红薯
有效促进肠道蠕动，对防治便秘很有效

慎食食物

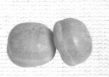

柿子
有固涩收敛作用，习惯性便秘者应忌食

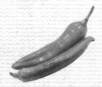

辣椒
对胃肠道造成不良刺激，便秘者应忌食

栗子肉
生栗子难以消化，熟栗子食后易滞气

糕点
脂肪高，纤维少，加重便秘

防病祛病食疗方

丝瓜魔芋汤

材料 丝瓜 300 克，魔芋 100 克，绿豆芽
100 克，枸杞子 10 克。

调料 高汤 800 毫升，盐 3 克。

做法

1. 将丝瓜洗净去皮，切块备用；绿豆芽
   洗净；魔芋、枸杞子用热水泡洗。

2. 锅内倒入高汤煮开，放入丝瓜、魔芋，
   煮 10 分钟左右。

3. 放入绿豆芽稍煮一下，放入枸杞子，
   加盐调味即可。

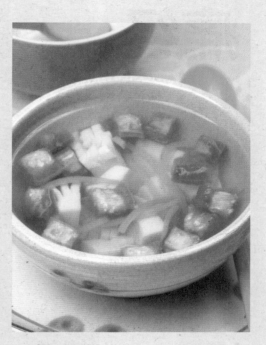

养生功效

这道汤含有丰富膳食纤维，可以促
进食物在肠道内蠕动，对便秘有益。

什锦糙米粥

材料 糯米、糙米各 50 克，胡萝卜、扁
豆、菜花、猪肉丝各 30 克，鲜香
菇 2 朵。

调料 高汤 500 克，盐 5 克，鸡精、胡椒
粉各适量。

做法

1. 胡萝卜、扁豆、鲜香菇切小丁，菜花
   掰成小朵，猪肉丝用盐、胡椒粉拌匀，
   糙米、糯米浸泡 4 小时。

2. 锅内加高汤和适量清水烧沸，放糙米、
   糯米，大火煮沸后转小火煮 30 分钟，
   放入余下材料煮熟，加盐、鸡精、胡
   椒粉调味即可。

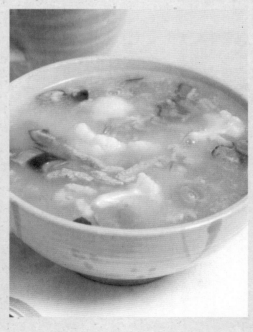

痛经

生活中，许多女性尤其是年轻女性都会受到痛经的骚扰。在日常生活中，特别是月经来时及其前后，利用饮食调整减轻痛经是不错的办法。

推荐食物

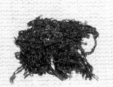

紫菜
减少紧张激素的分泌，调理和缓解痛经

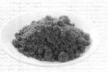

红糖
益气补血，活血化瘀，非常适合月经不调、痛经的女性

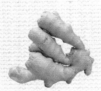

姜
驱寒效果好，对于因寒气太大而引起的痛经有很好效果

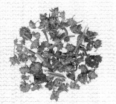

益母草
通经活血，利水消肿

山楂
具有活血化瘀的作用，是血瘀型痛经患者的食疗佳品

慎食食物

冷饮
性寒凉，易伤脾阳，导致血行受阻，或加重痛经症状

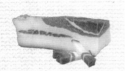

肥肉
太肥腻，会导致气血瘀滞，加重痛经

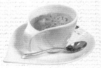

咖啡
咖啡因会使乳房胀痛，引起焦虑、易怒、情绪不稳

绿茶
含鞣酸，这在肠道中易同铁离子结合，产生沉淀，影响胃黏膜对铁的吸收

防病祛病食疗方

红花糯米粥

材料 糯米 100 克,当归 10 克,丹参 15
克,红花 3 克。

做法

1. 糯米淘洗干净,浸泡 4 小时。
2. 将红花、当归、丹参放入砂锅中,注
   入足量水,煎药,去渣取汁。
3. 将糯米放入锅中同煮至熟即可。

养生功效

红花是中医活血通经、散瘀止痛
的常用药,可使经血运行畅通,适用
于血瘀所致的痛经。

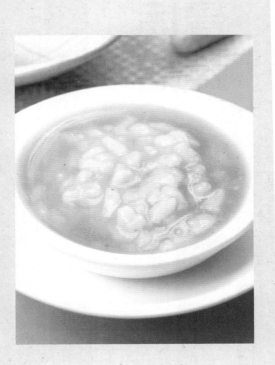

红糖大米粥

材料 大米 80 克,红枣 10 颗,干姜适量。
调料 红糖 30 克。

做法

1. 大米淘洗干净,浸泡 30 分钟;干姜用
   水煮半小时,取汁。
2. 锅置火上,将大米、红枣与姜汁一同
   放入锅里,再加适量清水,煮至熟烂,
   加入红糖调味。

养生功效

此粥有益气补血、健脾暖胃、活
血化瘀、疏经通络的作用,适合有痛
经症状者食用。

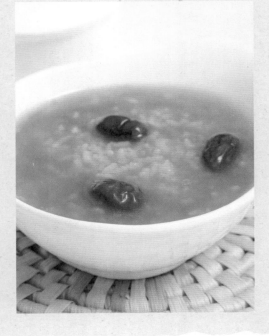

骨质疏松

近年来，骨质疏松发病率上升明显，其中一个重要的因素就是饮食不科学。钙及蛋白质是骨骼的主要成分，食物中如果缺乏蛋白质、钙等可引起骨质疏松。因此，饮食调养是骨质疏松病人康复的重要内容。

推荐食物

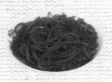

海带
预防和减轻骨质疏松症

牛奶
富含钙质，减缓骨质疏松症的进程

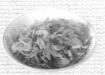

虾皮
是补钙的较佳途径

干蘑菇
富含镁，促进钙的吸收

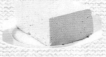

豆腐
蛋白质是组成骨基质的材料

栗子
增加骨密度

慎食食物

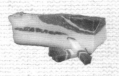

肥肉
脂肪含量过高，影响钙的吸收和利用

茶
鞣酸会影响钙的吸收

莴笋
性寒凉，而部分骨质疏松患者属于阳虚，会助长"寒"症

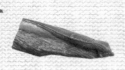

腊肉
盐分含量多，会增加钙的流失

防病祛病食疗方

三色豆腐羹

材料 豆腐 200 克，芹菜、胡萝卜各 50 克。

调料 水淀粉 10 克，葱花、香油各 5 克，
盐 3 克，鸡精少许，植物油适量。

做法

1. 将豆腐洗净，切小丁，放入加盐的沸水
中焯烫，过凉；芹菜择洗干净，切小
丁，焯水过凉；胡萝卜洗净，切小丁。

2. 锅内倒植物油烧至六成热，放入葱花
爆香，下胡萝卜翻炒片刻，倒入清水
大火烧沸。

3. 放入芹菜、豆腐，开锅后转小火煮 5
分钟，用水淀粉勾薄芡，加入适量盐
和鸡精调味，淋上香油即可。

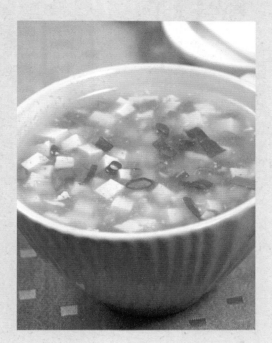

阿胶粥

材料 糯米 100 克，阿胶 30 克。

调料 红糖 10 克。

做法

1. 阿胶擦洗干净，捣碎；糯米淘洗干净，
用水浸泡 4 小时。

2. 锅置火上，加适量清水烧开，放入糯
米，用大火煮沸，转小火熬煮成粥，
放入阿胶碎拌匀，用红糖调味。

养生功效

　　阿胶富含钙、铁、锌、锰等，可
有效防治骨骼疾病，如骨质疏松、骨
折等。它和糯米一起煮食，能促进骨
骼的发育，强筋健骨，防治骨质疏松。

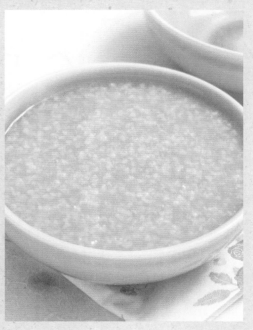

缺铁性贫血

缺铁性贫血是一种常见的贫血类型，是由于患者体内缺少铁质影响血红蛋白合成而引起的贫血。补充铁是治疗缺铁性贫血的首要原则。而缺铁性贫血多数与饮食有关，经常食用有补血效用的高铁食物，调动造血系统的积极性，才是身体健康的根本。

推荐食物

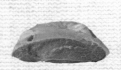

牛肉
血红素铁含量尤其丰富

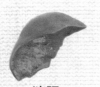

猪肝
含有丰富的铁质和优质蛋白质，两者都是合成血红蛋白的重要原料

鸭血
补铁补血，对缺铁性贫血有益

红枣
含一定量的铁

慎食食物

浓茶
影响身体对铁的吸收和利用，减少人体内血红蛋白的合成

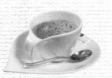

咖啡
咖啡中含鞣酸，会抑制铁的吸收

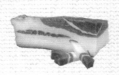

肥肉
脂肪过多，容易降低消化功能，并抑制造血功能

高脂牛奶
牛奶会妨碍铁的吸收

防病祛病食疗方

鸭血木耳汤

材料 鸭血 200 克，水发黑木耳 25 克。

调料 姜末、香菜段各 5 克，盐 3 克，胡椒粉 2 克，水淀粉、香油各适量。

做法

1. 鸭血洗净，切成 3 厘米见方的块；水发黑木耳洗净，撕成小片。

2. 锅置火上，加适量清水，煮沸后放入鸭血、黑木耳、姜末，再次煮沸后转中火煮 10 分钟，用水淀粉勾芡，撒上胡椒粉、香菜段、盐，淋上香油即可。

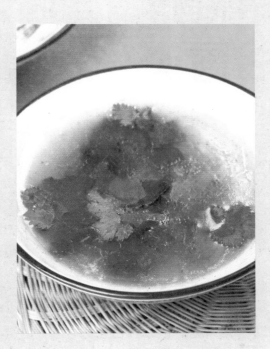

养生攻效

这道汤富含血红素铁，对缺铁性贫血者有益。

桂圆红枣粥

材料 糯米 100 克，桂圆肉 20 克，红枣 15 克。

调料 红糖 10 克。

做法

1. 糯米淘洗干净，浸泡 4 小时；桂圆肉去杂质，洗净；红枣洗净，去核。

2. 锅置火上，加适量清水烧开，放入糯米、桂圆肉、红枣，用大火煮沸，转小火熬煮成粥，加入红糖搅匀。

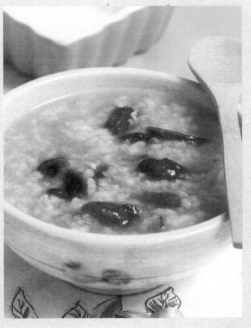

养生功效

桂圆有补血益心、消除疲劳等作用；红枣有补气养血、滋补安神的功效；红糖有补血护肤的功效。三者和糯米一起煮粥食用，可预防贫血和早衰。

慢性胃炎

慢性胃炎是常见病，其症状是上腹疼痛、食欲减退和餐后饱胀，进食不多但觉过饱。症状常因冷食、硬食、辛辣或其他刺激性食物而引发或加重，所以慢性胃炎患者尤其要谨慎饮食。避开饮食"雷区"，选好食物，胃部健康才能有所保障。

推荐食物

小米
养胃，促进食欲

大米
健脾胃，促消化

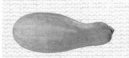

南瓜
保护胃黏膜免受刺激

番茄
促进胃液分泌，开胃消食

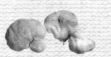

猴头菇
健胃养胃，促消化

银耳
滋阴养胃，去胃火

慎食食物

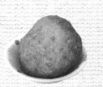

油炸主食
易致胃酸反流，引发胃肠胀气、消化不良

生洋葱
刺激胃黏膜，易致胀气

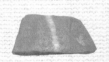

生鱼片
易致腹泻等肠胃疾病

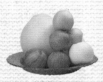

冰镇水果
损伤胃壁，引发肠胃不适

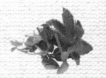

薄荷
易致胃酸过度分泌

排毒保健品
伤脾胃，影响食物吸收

防病祛病食疗方

小茴香粥

材料 炒小茴香 30 克，大米 200 克。

调料 盐 3 克，鸡精少许。

做法

1. 将炒小茴香装于纱布袋内扎口；大米淘洗干净入锅。

2. 锅置火上，放入茴香药包，加水先煮30 ～ 40 分钟，再加入大米及适量水同煮至熟，加盐、鸡精调味即可。

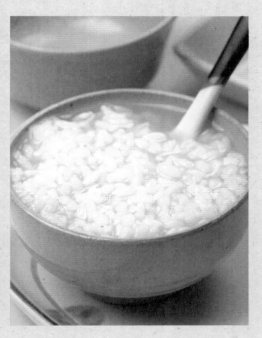

养生功效

　　中医认为，小茴香能健脾开胃、行气止痛，可有效缓解慢性胃炎的上腹胀痛、嗳气、反酸、食欲减退等症状。

番茄汁

材料 番茄 200 克。

调料 蜂蜜少许。

做法

1. 番茄洗净，去蒂，切小丁，倒入家用榨汁机中搅打均匀。

2. 将搅打好的番茄汁倒入杯中，加蜂蜜搅拌均匀后即可饮用。

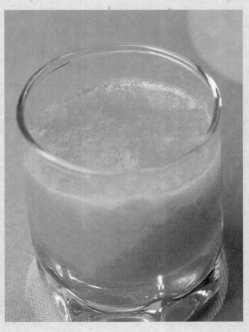

养生功效

　　番茄的酸味由柠檬酸、苹果酸、琥珀酸等有机酸组成，具有消除胃部不适、缓解胃痛和胃炎的功效。每天坚持饮用 200 毫升的番茄汁，对胃黏膜能起到很好的保护作用。

口腔溃疡

口腔溃疡，是一种反复发作的慢性口腔黏膜病，该病与机体抵抗力下降、情绪失调、过度疲劳、内分泌紊乱、真菌感染及营养缺乏有关，也与多吃辛辣油炸食品有关。在日常饮食中，禁食敏感食物有助避免发病，同时，通过饮食的调节和合理选择，可以使口腔溃疡"不治而愈"。

推荐食物

苦瓜
可以清心明目、去火去痘

绿豆
有效去除胃火引起的口腔溃疡

红豆
利尿消肿，防止上火

荷叶
可以清热去火、解暑

蒲公英
降火，清热解毒

菊花
有解热作用，能清肝火、肺火

慎食食物

羊肉
腥膻发物，有温补作用，容易加重症状

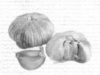

大蒜
所含的大蒜素有很强的刺激性，会加重口腔溃疡

桂圆肉
桂圆肉是热性水果，食用后极易生火，不利于病情康复

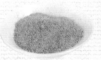

胡椒
容易加重症状

防病祛病食疗方

皮蛋瘦肉粥

材料 皮蛋1个，猪瘦肉50克，大米100克。

调料 盐3克，葱花、鸡精各适量。

做法

1. 皮蛋剥皮，切丁；猪瘦肉洗净，切丁，用盐腌渍10分钟；大米淘洗干净，浸泡30分钟待用。

2. 锅置火上，倒入清水、大米，大火煮沸，转小火煮20分钟。

3. 加入猪肉丁、皮蛋丁、盐煮沸，转小火煮20分钟，加鸡精、葱花调味即可。

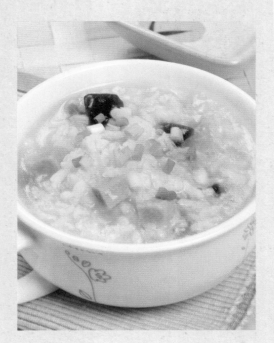

蒲公英绿豆粥

材料 干蒲公英60克，大米50克，绿豆20克。

调料 白糖10克。

做法

1. 干蒲公英用水泡软，洗净，切碎；绿豆洗净，用水浸泡2小时；大米淘洗干净，用水浸泡30分钟。

2. 锅置火上，倒入适量清水烧开，放入蒲公英碎，大火烧沸，改用小火煮10～15分钟，去渣留汁，加入绿豆和大米煮至熟烂，最后调入白糖即可。

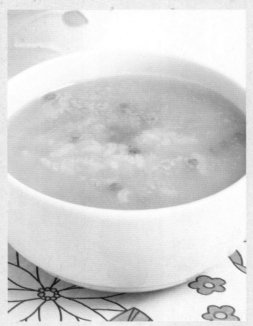

痛风

痛风是人体内尿酸浓度长期升高引起的疾病。食物中的嘌呤成分在体内最终代谢为尿酸，血中尿酸水平持续升高便可引致痛风。控制饮食中外源性嘌呤的摄入，减少尿酸来源，可避免急性痛风的发作，减少发作次数，防止并发症发生。因此，防治痛风，管住自己的嘴巴最重要。

推荐食物

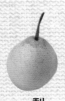

梨
抗风"使者"很不错

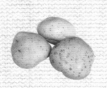

土豆
低嘌呤、高钾，有碱化尿液、利尿的作用

猪血
低嘌呤的"液态肉"

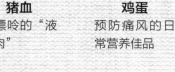

鸡蛋
预防痛风的日常营养佳品

玉米
嘌呤含量低，避免尿酸在体内堆积

冬瓜
利小便，促进尿酸排出

慎食食物

奶油蛋糕
引发痛风并发症

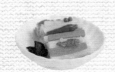

腌菜
加速尿酸沉淀

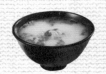

羊杂汤
增加嘌呤和胆固醇

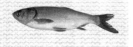

鲢鱼
富含嘌呤，不利于痛风治疗

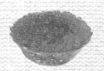

鱼子
升高体内血尿酸及血脂

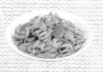

河虾
易造成尿酸波动

防病祛病食疗方

薏米百合粥

材料 薏米、新鲜百合各50克，大米100克。

调料 白糖10克。

做法

1. 薏米洗净，浸泡4小时；百合剥开成瓣，洗净；大米洗净，浸泡30分钟。
2. 锅内加适量清水烧沸，放入薏米煮沸，再用小火煮20分钟，放入大米煮约20分钟，加入百合熬至粥稠，用白糖调味即可。

养生功效

这道粥富含钾元素与多种维生素，可有效减少尿酸在体内的堆积。

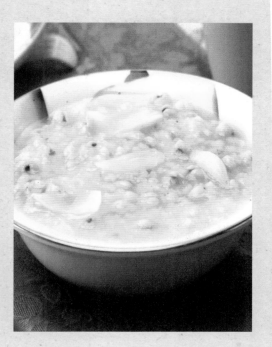

猕猴桃香蕉汁

材料 猕猴桃2个，香蕉1根。

调料 蜂蜜10克。

做法

1. 将猕猴桃和香蕉去皮，切成块。
2. 把猕猴桃和香蕉分别放入榨汁机中，加入凉开水搅打，倒出，加入蜂蜜调匀即可。

养生功效

香蕉含有丰富的钾质，可以减少尿酸沉淀，有助于尿酸排出；猕猴桃富含维生素C，能降低血液和组织中的尿酸水平。两者共同榨汁饮用，有利于痛风患者病情的缓解。

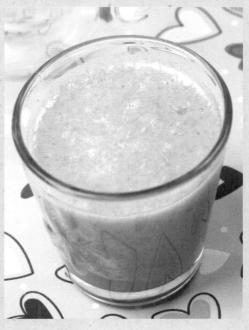

脂肪肝

过高的热能摄入可使人的体重增加、脂肪合成增多，从而加速肝脏细胞脂肪变性。不少人就是在大吃大喝中逐渐加入了脂肪肝患者的行列，因此，要防治脂肪肝，维持肝细胞健康，日常饮食十分关键，应在积极控制体重的情况下进行高蛋白、低热量、低脂肪的饮食。

推荐食物

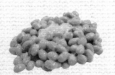

纳豆
纳豆激酶，促进新陈代谢

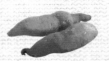

红薯
丰富的膳食纤维可减少脂肪堆积

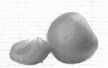

番茄
降脂的辅助剂

魔芋
抑制胆固醇升高，饱腹感强

山楂
降低血脂和血胆固醇

酸奶
让内脏脂肪燃烧得更猛烈

黑木耳
多糖能够抑制胆固醇的沉积

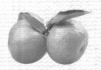

橘子
清除肝脏脂肪的肌醇含量最多

醋
提高肝脏的解毒能力

慎食食物

油炸食品
高脂肪、高胆固醇，容易加重肝脏脂肪化的程度

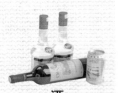

酒
加重肝脏负担，不利于病情恢复

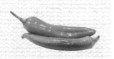

辣椒
对脂肪肝患者稳定病情不利

防病祛病食疗方

番茄山楂陈皮羹

材料 番茄 200 克，山楂 30 克，陈皮 10 克。

调料 水淀粉 15 克。

做法

1. 山楂、陈皮分别洗净，山楂去子，切成片；陈皮切碎，同放入碗中，备用；将番茄洗净，连皮切碎，剁成番茄糊，待用。

2. 砂锅中加清水适量，放入山楂、陈皮，中火煮 20 分钟，加番茄糊拌匀，改小火煮 10 分钟，用水淀粉勾芡即可。

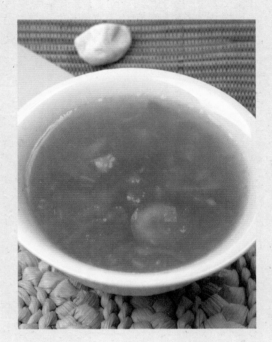

枸杞大米粥

材料 枸杞子 15 克，大米 100 克。

做法

1. 将枸杞子和大米洗净，枸杞子浸泡 15 分钟；大米浸泡 30 分钟。

2. 锅置火上，加适量清水煮沸，放入大米，大火烧沸后，转小火熬至粥将熟，加入枸杞子即可。

养生功效

枸杞子中的甜茶碱有抑制脂肪在肝细胞内沉积、促进肝细胞再生的作用，可防治脂肪肝。

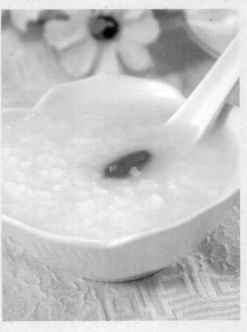

高血压

血压与膳食密切相关，病情较轻的高血压患者坚持限盐等饮食方法，一部分人可以将血压降至正常范围，不用服降压药；而中、重度高血压患者合理膳食，不但对降低血压有益，而且能预防或延缓并发症的发生。

推荐食物

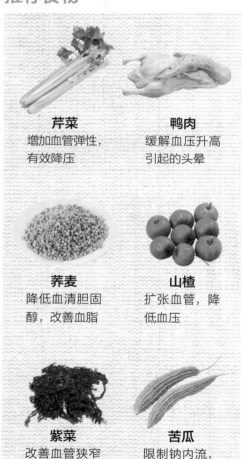

芹菜
增加血管弹性，有效降压

鸭肉
缓解血压升高引起的头晕

荞麦
降低血清胆固醇，改善血脂

山楂
扩张血管，降低血压

紫菜
改善血管狭窄的情况

苦瓜
限制钠内流，降低血压

慎食食物

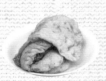
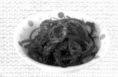

油饼
易致高脂血症，可引起起动脉粥样硬化等

咸菜
易致血管张力升高，诱发高血压

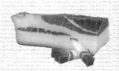
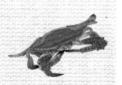

肥肉
高脂肪、高热量，易引起高脂血症、高胆固醇

螃蟹
含胆固醇较高，加重心脑血管病

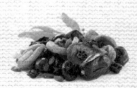

蜜饯
容易导致血压升高

防病祛病食疗方

紫菜肉末羹

材料 干紫菜 10 克，猪瘦肉 50 克，鸡蛋
1 个。

调料 葱末 5 克，水淀粉少许，盐 3 克，
香油 5 克，鸡精 1 克。

做法

1. 干紫菜撕成小片；猪瘦肉洗净，切成
肉末；鸡蛋磕开，打散，搅匀。

2. 锅置火上，倒入猪肉末，加适量清水
烧沸，转小火煮至猪肉末熟透，放入
紫菜和葱末搅拌均匀，倒入鸡蛋液搅
匀，用盐、鸡精和香油调味，倒入水
淀粉勾薄芡即可。

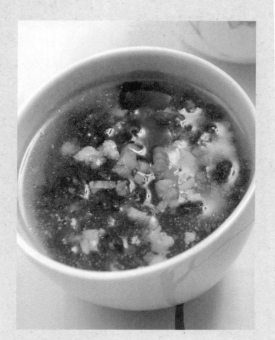

芹菜粥

材料 芹菜 50 克，大米 100 克。

调料 盐适量。

做法

1. 芹菜连根洗净，切段；大米淘洗干净，
浸泡 30 分钟。

2. 芹菜段放入锅内加水熬煮 20 分钟，取
芹菜汁与大米煮成粥，用盐调味即可。

养生功效

　　芹菜中含有芹菜素，能抑制血管
平滑肌紧张，减少肾上腺素的分泌，
从而降低并平稳血压。

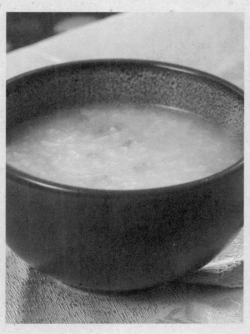

糖尿病

饮食治疗是糖尿病的基本治疗措施之一，所有糖尿病患者均应坚持控制饮食。用心安排进餐内容，坚持良好的饮食习惯，平稳降低血糖将不再困难，并发症的危险也会越来越远。

推荐食物

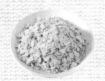

燕麦
延缓餐后血糖上升

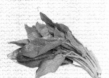

菠菜
维持血糖稳定

黑豆
促进胰岛素分泌

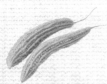

苦瓜
被誉为"植物胰岛素"

薏米
抑制氧自由基对胰岛 β 细胞膜的损伤

魔芋
增加血液中的胰岛素

慎食食物

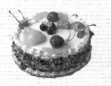

蛋糕
高热、高糖，使血糖快速升高

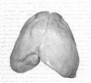

鹅肝
不利于血糖控制

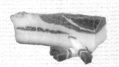

肥肉
脂肪含量高，易引发并发症

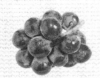

葡萄
对糖尿病、肾病患者有害

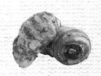

芋头
淀粉含量高，不利于血糖的控制

香蕉
降低糖尿病并发肾病患者的排钾能力

防病祛病食疗方

薏米红豆糙米饭

材料　糙米125克，薏米50克，红豆25克。
做法
1. 薏米、糙米、红豆分别淘洗干净，浸泡4小时。
2. 把薏米、红豆和糙米一起倒入高压锅中，倒入没过米面2个指腹的清水，盖上锅盖，以中火煮熟即可。

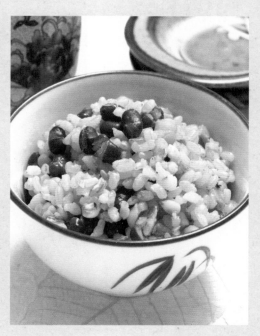

养生功效
　　这道饭由糙米、薏米、红豆搭配做成，能提高胰岛素受体的敏感性，且能促进胃排空，使餐后血糖保持稳定。

丝瓜茶

材料　丝瓜200克，绿茶4克。
做法
1. 丝瓜刮净绿皮，洗净，切块。
2. 将丝瓜块放入砂锅中，倒入没过丝瓜块的清水将丝瓜块煮熟关火，放入绿茶，盖上锅盖闷10～15分钟，取锅中的汤水饮用即可。

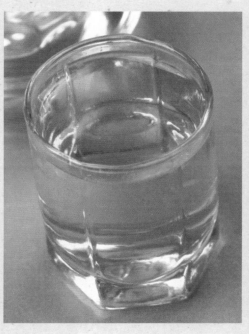

养生功效
　　丝瓜含有丰富的膳食纤维、丝瓜苦味质、皂苷、瓜氨酸等有效成分，可辅助治疗燥热伤肺、胃燥伤津型的糖尿病。

血脂异常

血脂异常症与饮食的关系最为密切，因为人体脂肪的积聚和部分类脂的来源主要是饮食。因此，患有血脂异常症的人应尽早改善饮食结构，这是治疗血脂异常症的首要步骤，也是调脂药物治疗必不可少的前提。

推荐食物

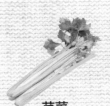

芹菜
可降低血液中的胆固醇浓度

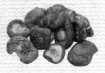

香菇
能起到降胆固醇、降血脂的作用

绿豆
减少胆固醇吸收，平衡三酰甘油的含量

胡萝卜
降低血脂，增加冠状动脉血流量

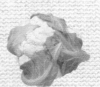

菜花
消除血管上沉积的胆固醇

黑木耳
降脂驻颜的"黑耳朵"

慎食食物

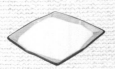

奶油
可增加血液黏稠度，升高血脂

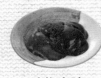

动物内脏
胆固醇含量较高，易造成血脂异常

白酒
诱发高血脂

白糖
导致高血脂的发生

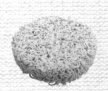

方便面
加速脂肪堆积

碳酸饮料
甜味剂促使血脂升高

防病祛病食疗方

山楂陈皮茶

材料 山楂、陈皮各 10 克，乌龙茶 5 克。
做法
1. 山楂和陈皮分别洗净。
2. 将山楂和陈皮一同放入锅内，加入适量的清水，煎煮 30 分钟，去渣取汁，用其冲泡乌龙茶，加盖闷 15 分钟即可。

养生功效
山楂中有机酸和维生素 C 的含量较高，可调节脂质代谢，增加或促进体内脂质的转化与排泄，能显著降低血清胆固醇及三酰甘油，有效防治动脉粥样硬化。

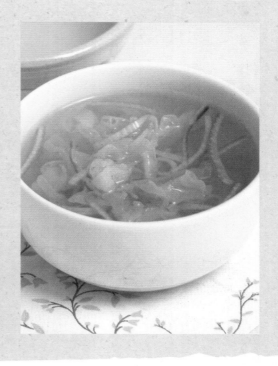

洋葱银耳羹

材料 洋葱 250 克，干银耳 5 克。
调料 冰糖 30 克。
做法
1. 洋葱剥去外皮切成细丝；银耳清水泡软去除杂质，撕成小朵。
2. 将洋葱丝和银耳一起放入锅中，加水用中火烧开后改用小火煨至银耳软糯，加入冰糖，待其化开即可。

养生功效
洋葱是目前所知唯一含有前列腺素 A 的植物，这种物质能降低血液黏稠度，增加冠状动脉血流量，降低血脂和预防血栓形成。

防病祛病食疗方

银耳南瓜小米粥

材料　南瓜 300 克，水发银耳 50 克（干重 5 克），小米 50 克。

做法

1. 水发银耳洗净，撕成小朵；小米淘洗干净；南瓜洗净，切块。
2. 锅内加适量清水，用大火烧开，倒入小米，煮沸，放入南瓜块、水发银耳，一同煮至米烂粥稠。

> **养生功效**
>
> 银耳有滋阴润肺的功效，而南瓜中富含膳食纤维，可以润肠通便，二者合用有很好的功效。

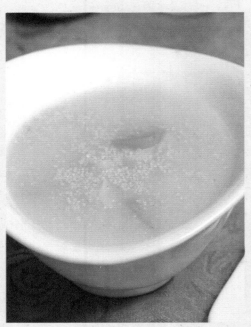

红枣菊花粥

材料　大米 100 克，菊花 10 克，红枣 6 颗。

调料　红糖 10 克。

做法

1. 红枣洗净，去核；菊花洗净；大米淘洗干净，用水浸泡 30 分钟。
2. 锅置火上，加适量清水烧开，放入红枣、大米煮至粥黏稠，加菊花、红糖再煮 5 分钟即可。

> **养生功效**
>
> 红枣可降低血液中胆固醇含量，菊花具有辅助治疗冠心病、预防高脂血症的作用。搭配煮食，对高脂血症有一定的食疗作用。

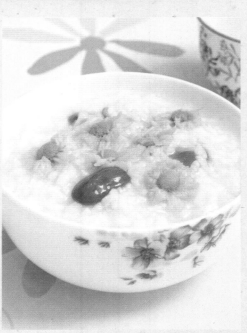

PART 5

不同人群饮食宜忌
吃对食物养生强体

脑力劳动者

随着现代科学技术的进步，从事脑力工作的人越来越多，人们精神上经常处于超负荷状态，应该高度重视自身保健和讲究养生方法，除注意心理调适、多参加运动锻炼外，饮食调理也是很重要的一个方面。

推荐食物

鸡蛋
含卵磷脂，补脑健脑

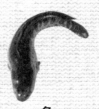

鱼
增强人的记忆、思维和分析能力，并能控制脑细胞的退化，延缓衰老

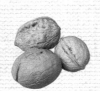

核桃仁
营养大脑，增强记忆力，消除脑疲劳

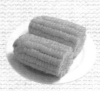

玉米
含有丰富的亚油酸、叶酸、钾、B族维生素，能促进大脑发育

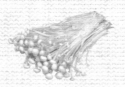

金针菇
赖氨酸的含量特别高，含锌量也比较高，有促进智力发育和健脑的作用，被誉为"益智菇"和"增智菇"

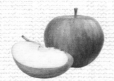

苹果
含多种人体所必需的营养素，有"记忆果"之称

慎食食物

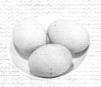

松花蛋
含铝，容易导致大脑老化

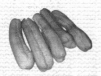

油条
有一定明矾等，对大脑不利

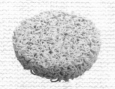

方便面
营养单一，对大脑发育和思维活动都不利

防病祛病食疗方

羊肉绿豆粥

材料 羊肉100克，绿豆50克，大米
30克。

调料 葱末10克，盐2克，鸡精1克，
香油少许。

做法

1. 羊肉洗净，切丁；绿豆洗净，浸泡4
小时；大米淘洗干净。
2. 锅置火上，加适量清水烧沸，放入大
米、绿豆，用大火烧开，转小火煮至
大米和绿豆熟烂，加入羊肉丁煮熟，
加盐和鸡精调味，撒上葱末，淋上香
油即可。

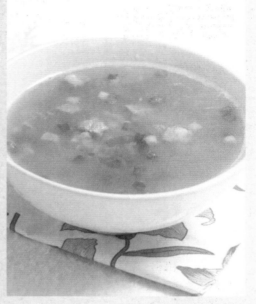

核桃粥

材料 核桃仁、大米适量。

调料 白糖适量。

做法

1. 核桃仁用温水浸泡，搓去种皮，切成
细粒；大米淘洗干净，浸泡30分钟。
2. 锅内加适量清水烧沸，下大米、核桃
粒煮沸，用小火熬煮至粥稠，加白糖
调味即可。

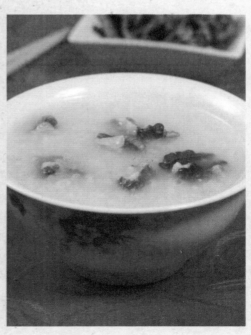

养生功效

核桃仁可为大脑提供亚油酸、亚
麻酸等不饱和脂肪酸，还能排除人体
血管中的杂质，提高脑的功能。另外，
核桃仁对改善上班族神经衰弱、失眠
症以及消除大脑疲劳有较好的效果。

体力劳动者

体力劳动者活动量大，所消耗的能量多，每日要比脑力劳动者高出 1000 ～ 1500 千卡。因此，体力劳动者的合理膳食，首先应提供充足的能量。保证充足能量最简单的办法是通过合理烹调，增加饭菜花样，以提高食欲。

推荐食物

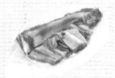

排骨
对恢复体力有很好的效果

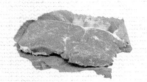

牛肉
增强体力，改善疲劳

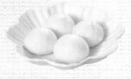

馒头、米饭
富含糖类，能补充体力劳动时人体对能量的迫切需求

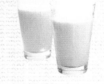

牛奶
富含蛋白质，能补充体力，提高劳动效率

慎食食物

生水
含有病菌，喝多了容易引起传染病

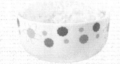

剩饭
过多食用容易引起胃病

浓茶
会使神经系统兴奋，消耗体内的 B 族维生素，加重疲劳感

防病祛病食疗方

排骨粥

材料 大米 100 克，猪排骨 200 克。

调料 葱花 10 克，盐 4 克，香油适量，
鸡精、胡椒粉各 1 克。

做法

1. 大米淘洗干净，浸泡 30 分钟；猪排骨剁成段，洗净，放入沸水中焯烫去血水。

2. 锅置火上，放入大米、排骨和适量清水，大火烧开后转小火，煮至排骨肉烂脱骨，加盐、鸡精、胡椒粉调味，撒上葱花，淋上香油即可。

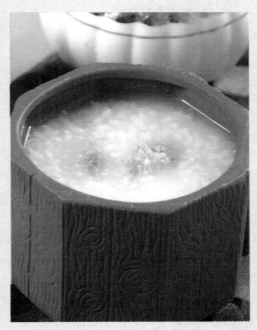

燕麦牛丸粥

材料 大米 100 克，牛肉馅 50 克，燕麦仁 20 克，番茄丁、芹菜末各 25 克，鸡蛋 1 个（取蛋清）。

调料 香菜段、葱末、姜末、盐各 5 克，淀粉、香油各适量。

做法

1. 大米洗净，浸泡 30 分钟；燕麦仁洗净；牛肉馅加淀粉、蛋清、香油、2 克盐与少许清水拌匀，挤成小肉丸。

2. 锅内加适量清水煮沸，放入大米、燕麦仁煮开，转小火熬煮，放牛肉丸煮熟，加番茄丁、芹菜末、葱末、姜末、香菜段和剩余盐调味。

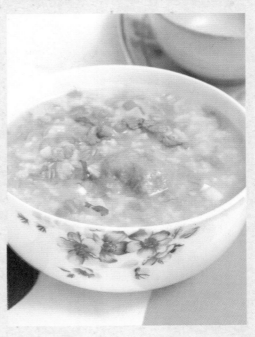

男性

世界卫生组织的一份调查数据表明，男性的预期寿命要比女性短 6 年，而且男性的生命质量也通常比女性低。男性比女性更易患血友病、溃疡、脑卒中及其他遗传病。在营养需求上，男女也有不同，男人对几乎所有主要营养成分的需求量都比女人大。

推荐食物

猪腰子
健肾补腰，和肾理气

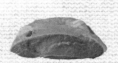

牛肉
增长肌肉，增强肌肉力量

栗子肉
有补肾、强筋骨的功效

韭菜
能补肾壮阳，辅助调养阳痿、遗精等症

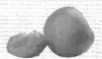

番茄
清除前列腺中的自由基

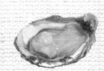

牡蛎
富含锌，能提振性欲

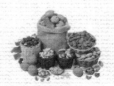

坚果
有益心脏，抗老化

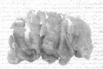

羊肉
温中暖肾，益气补血

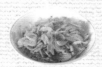

河虾
补肾壮阳

慎食食物

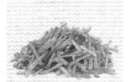

薯条
减少雄激素分泌

可乐
杀伤精子，影响男性的生殖能力

高脂牛奶
易导致前列腺癌

防病祛病食疗方

核桃仁炒韭菜

材料 韭菜 200 克，核桃仁 50 克。

调料 盐 3 克，植物油 3 克。

做法

1. 韭菜洗净，切段；核桃仁浸泡，沥干，炒至金黄色，盛出。
2. 锅内倒油烧热，下韭菜段，加盐炒匀，倒入核桃仁翻炒几下即可。

> **养生功效**
>
> 韭菜性温，味辛，具有补肾起阳的作用，被称为"壮阳草"；核桃仁可补肾壮阳。搭配做菜，适合男性食用。

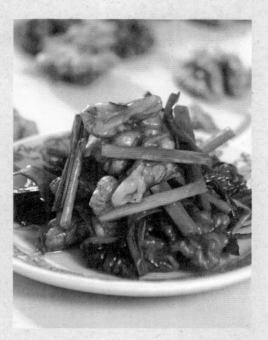

猪腰补肾粥

材料 猪腰 2 个，干香菇 5 个，大米 50 克。

调料 盐、鸡精、姜、胡椒粉、香油各适量。

做法

1. 姜切成丝；干香菇用温水泡发，切碎。
2. 猪腰除去中间白色发臭部位后，切成条，加盐抓匀，再用水冲净，以达到去味的目的。
3. 把大米洗净加水入锅煮沸，加入切好的香菇，煮沸 5 分钟后，再加入猪腰、姜丝煮 20 分钟。
4. 放入盐、鸡精、胡椒粉及香油即可。

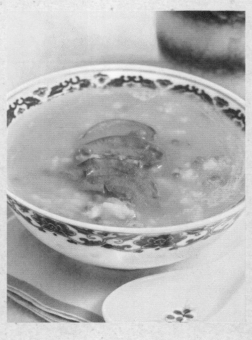

女性

"妇女能顶半边天"，现在，大多数女性都是工作家庭两边忙，既要照顾家庭，照顾孩子，还要同时兼顾着工作，往往承受着很大的压力。这对身体和心理都会产生一定影响，所以日常饮食要格外注意。

推荐食物

海带
预防和治疗乳腺增生

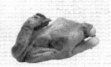

乌鸡
补气、养血、调经止带

枸杞子
补肾益肝，对补气血有益

黄豆
可弥补体内的雌激素不足

玫瑰花
可有效改善经期前的乳房胀痛

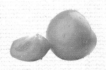

番茄
抗氧化、抗衰老，美容养颜护肤

银耳
养阴生津，润肺化痰

燕窝
养阴润燥，补脾益胃

百合
清心安神，润肺止咳

慎食食物

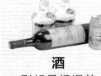

酒
引起月经提前和经量过多

蛋糕
含大量蛋白质和淀粉，容易长胖

冷饮
过多食用，容易造成经期腹痛

防病祛病食疗方

雪梨猕猴桃豆浆

材料 黄豆60克，雪梨50克，猕猴桃
40克。

做法

1. 黄豆用清水浸泡8～12小时，洗净；
雪梨洗净，去皮，除核，切小块；猕
猴桃去皮，切小块。
2. 将黄豆、雪梨块、猕猴桃块倒入全自
动豆浆机中，加水至上、下水位线之
间，按下"豆浆"键，煮至豆浆机提
示豆浆做好即可。

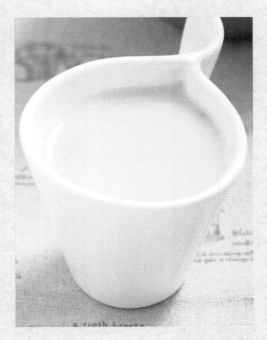

香芹豆腐羹

材料 芹菜100克，豆腐200克。
调料 盐、香油、高汤、水淀粉、鸡精、
胡椒粉各适量。

做法

1. 豆腐洗净，切成1厘米见方的小块，
焯水；芹菜洗净，切小段，留嫩叶。
2. 汤锅加高汤煮沸，倒入豆腐块、芹菜
段，用勺轻轻搅动。
3. 中火烧至汤微沸，调入盐、鸡精和胡
椒粉，用水淀粉勾芡，淋上香油，再
撒几片芹菜叶即可。

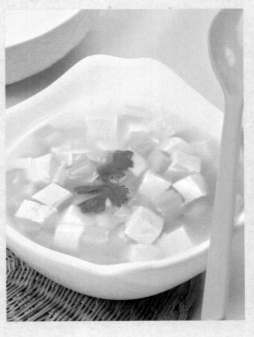

中老年人

随着年龄的增长，中老年人的器官功能逐渐衰退，患高血压、糖尿病、血脂异常等慢性非传染性疾病的危险性增加，而合理饮食对改善中老年人的营养状况，增强他们的抵抗力、预防疾病的能力以及延年益寿都有重要的作用。

推荐食物

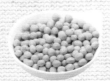

黄豆
预防老年性痴呆

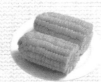

玉米
防止便秘，防止白内障

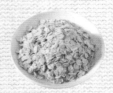

燕麦
富含膳食纤维，能帮助控制体重

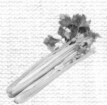

芹菜
降低和平稳血压，预防高血压

慎食食物

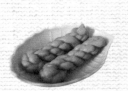

麻花
增加肠胃负担，导致消化不良

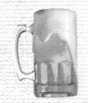

啤酒
老年人多胃寒，故饮食宜温，应少喝啤酒，以避免患肠炎腹泻

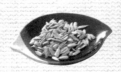

葵花子
油脂含量高，不宜多吃

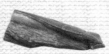

腊肉
含盐量较高，会加重心脑血管和肾脏的负担

防病祛病食疗方

燕麦卷心菜粥

材料 卷心菜100克，燕麦片50克，大
米20克。

调料 葱末3克，盐2克，鸡精1克，香
油少许。

做法

1. 燕麦片、大米淘洗干净；卷心菜择洗
   干净，切碎。
2. 锅置火上，放入燕麦片、大米和适量清
   水，用大火烧开，转小火煮成米粒熟烂
   的稀粥，加卷心菜碎煮至断生，加盐和
   鸡精调味，淋上香油，撒上葱末即可。

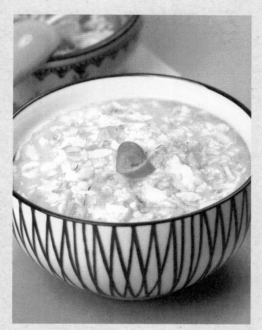

桂花栗子粥

材料 栗子50克，糯米75克。

调料 糖桂花5克。

做法

1. 栗子去壳，洗净，取出栗子肉，切丁；
   糯米洗净，浸泡4小时。
2. 锅内加适量清水烧沸，放入糯米大火
   煮沸，转小火熬煮30分钟，加栗子肉
   丁，煮至粥熟，撒糖桂花即可。

养生功效

栗子富含不饱和脂肪酸，对高血
压、冠心病、动脉硬化、骨质疏松等疾
病有一定功效，而且是延年益寿的佳品。

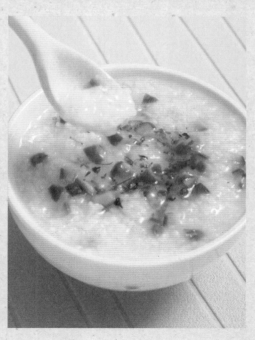

孕产妇

孕妇不仅要维持自身代谢的需要，还要保证胎儿生长发育的需求，另外还要为分娩和哺乳做好能量和营养储备。孕期和产期的饮食是否科学、合理，不仅关系到孕产妇的营养与健康，还关系到胎儿的发育与健康。

推荐食物

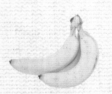

香蕉
润肠，防治便秘，控制孕妈妈的体重

白萝卜
能促进胎宝宝视网膜发育，预防夜盲症

牛奶
钙容易被吸收

红枣
帮助孕妈妈预防骨质疏松和缺铁性贫血

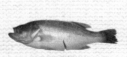

鲈鱼
对视觉细胞的发育有好处

菠菜
帮助胎儿大脑神经发育

慎食食物

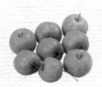

咖啡
不利于胎儿神经系统的发育

山楂
有引起宫缩的危险

芦荟
会导致骨盆出血，甚至造成流产

薏米
可促使子宫收缩，因而有诱发流产的可能

螃蟹
味道鲜美，但其性寒凉，有活血祛瘀之功，对孕妇不利

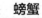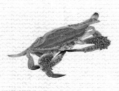

防病祛病食疗方

清蒸鲈鱼

材料 鲈鱼 1 条（750 克），红椒 50 克。

调料 姜片、姜丝各 15 克，橄榄油、葱段各 5 克，葱丝 4 克，料酒、生抽各 10 克，盐少许。

做法

1. 鲈鱼去内脏、鱼鳃、鱼鳞，清洗干净，两面划上十字花刀；红椒洗净切丝。

2. 在鱼身两面抹上少量料酒和盐，腌 20 分钟，盘中铺上葱段和姜片，放入鲈鱼，入开水锅中大火蒸 8 分钟，出锅，倒出盘子里的汤汁（留用）。

3. 炒锅置火上倒入橄榄油烧热，倒入姜丝、红椒丝、葱丝爆香，淋入蒸鱼汤汁、生抽小火烧开，淋在鱼身上即可。

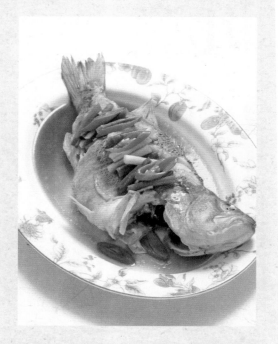

红豆大米粥

材料 大米 50 克，红豆 30 克。

做法

1. 红豆洗净，浸泡 4 小时；大米淘洗干净，浸泡 30 分钟。

2. 锅内加适量清水烧沸，将红豆放入锅中煮至七成熟，加入大米，用大火煮沸，转小火继续熬煮至黏稠即可。

养生功效

红豆具有补血、通乳、利水消肿的功效，而红豆与大米熬粥，其滋补效果更好，非常适合孕产妇食用。

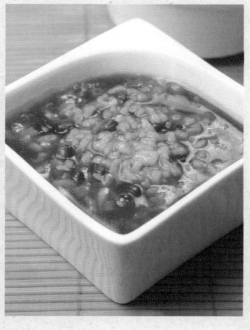

儿童

儿童正处于生长发育阶段，新陈代谢旺盛，对各种营养素的需要量高于成人，合理且科学的饮食能保证他们健康、聪明地成长，更会为其成年后的健康打下良好的基础。

推荐食物

牛奶
促进钙吸收的乳糖

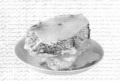

鳕鱼
提高智力

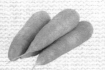

胡萝卜
提高免疫力

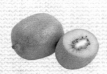

猕猴桃
具有排铅功效

蛋黄
可增强记忆力补充大脑营养

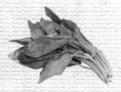

菠菜
补铁的优质蔬菜

慎食食物

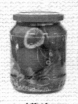

罐头
含添加剂，对儿童健康不利

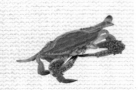

螃蟹
比较容易引起过敏

巧克力
容易引起蛀牙

糖果
容易引起蛀牙，影响味蕾发育

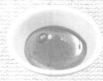

蜂蜜
易出现恶心、呕吐、腹泻等症状

PART 6

四季养生饮食宜忌
应季养生守健康

春季养生

阳春三月正是人体通过饮食调养五脏的大好良机，而按照中医养生原则，春季食补五脏应以养肝为先。俗话说一年之计在于春，肝脏是生命之源，呵护好肝脏能带来一年的健康。

推荐食物

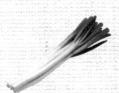

大葱
杀菌，预防呼吸道感染

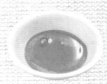

蜂蜜
预防春季常见的过敏性鼻炎

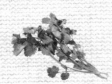

香菜
立春香菜，辛温健脾

蒜苗
抗菌、抗病毒小能手

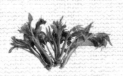

香椿
去春火，防湿邪

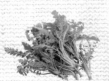

荠菜
三月三，荠菜当灵丹

榆钱
清明食榆钱正当时

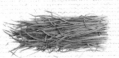

韭菜
早春韭菜一束金

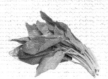

菠菜
润燥养血，清理肠胃热毒

慎食食物

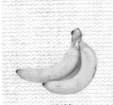

香蕉
滋阴寒凉，不宜多吃

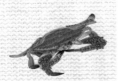

螃蟹
容易使人过敏

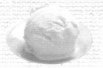

冰淇淋
容易将寒气聚集在体内

防病祛病食疗方

葱香鸡肉粥

材料　大葱 100 克，大米 80 克，鸡胸肉
　　　　50 克。

调料　盐 2 克，香油 10 克。

做法

1. 大葱择洗干净，切成葱末；大米淘洗
　干净；鸡胸肉去净筋膜，洗净，剁成
　肉末。

2. 锅内倒入适量清水烧开，放入大米大
　火煮开，转小火煮至八成熟，加鸡肉
　末煮 3 分钟，再加葱末煮 3 分钟，加
　盐调味，淋上香油即可。

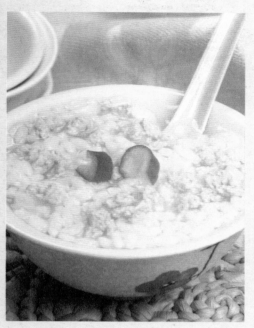

菠菜鸡粒粥

材料　大米 100 克，菠菜 150 克，鸡肉
　　　　50 克。

调料　盐 3 克，胡椒粉少许。

做法

1. 大米洗净，浸泡 30 分钟；鸡肉洗净，
　切成粒；菠菜洗净，焯熟，切段。

2. 锅内加适量水烧沸，放入大米煮至黏
　稠，放入鸡肉粒煮熟，加入菠菜段稍
　煮，放盐、胡椒粉搅匀即可。

养生功效

　　这道粥对解毒、防春燥颇有益处，
具有保护和增强上呼吸道黏膜和呼吸器
官上皮细胞的功能，且补肝效果较好。

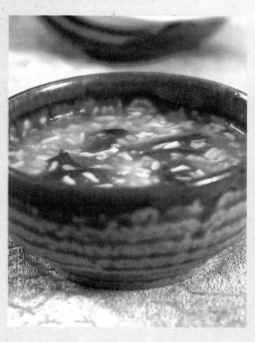

夏季养生

夏天阴雨绵绵的天气比较多，中医认为脾喜燥恶湿，所以夏季养生应以健脾为主。另外，夏季是一年中气温最高的季节，在夏季里人的心气最容易耗伤，所以夏季养生应重视健脾、养心神。

推荐食物

苦瓜
性寒凉，可以清热泻火

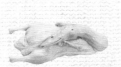

鸭肉
性寒凉，滋补养心，消水肿

姜
杀菌消毒，预防胃肠道疾病

西瓜
清热泻火，消暑益气

薏米
夏季祛湿好帮手

绿豆
清热解毒的"济世之良谷"

芹菜
立夏时节养心护肝小能手

红豆
消暑祛湿全解决

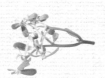

马齿苋
清热去火，排毒利器

慎食食物

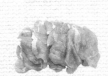

羊肉
性温，导致上火

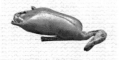

烤鸭
太过肥腻，让人上火，降低胃口

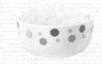

隔夜饭
细菌滋生多，容易引起肠胃不适

防病祛病食疗方

蒜醋鲤鱼汤

材料 鲤鱼肉 150 克，蒜瓣 50 克。

调料 葱花、醋各 10 克，香菜末 5 克，盐 2 克，料酒、植物油各适量。

做法

1. 鲤鱼肉洗净，片成薄片，加料酒抓匀；蒜瓣去皮，拍碎。

2. 锅置火上，倒油烧至七成热，炒香葱花，放入鱼片，倒入适量清水煮开，加蒜末略煮至鱼片熟透，加盐、醋调味，撒上香菜末即可。

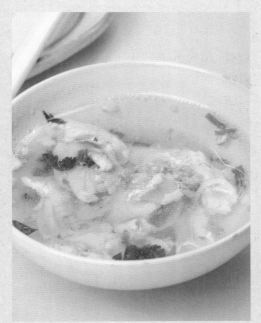

生姜薄荷茶

材料 生姜 15 克，鲜薄荷叶 20 克。

调料 蜂蜜 10 克。

做法

1. 生姜洗净，切片；鲜薄荷叶择洗干净。

2. 将姜片和薄荷叶放入大杯中，冲入适量沸水，盖上杯盖闷 10 ~ 15 分钟，凉至温热，淋上蜂蜜搅拌均匀，代茶饮用即可。

养生功效

生姜最适合在夏季吃，去湿效果非常好，并能健脾；薄荷能消除夏日的火气与胃肠不适，治疗夏季暑热感冒。

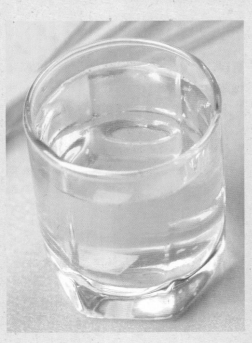

防病祛病食疗方

乌梅粥

材料 乌梅20克，大米100克。
调料 冰糖适量。
做法

1. 乌梅洗净，入锅加适量水，煎煮到水减半，去渣取汁；大米洗净，浸泡30分钟。
2. 乌梅汁与大米同放入锅中，加适量清水，用大火煮沸，转小火熬煮成稀粥，加入冰糖熬煮至溶化。

养生功效

　　乌梅含有柠檬酸、苹果酸、琥珀酸、糖类、谷甾醇、维生素C等成分，具有理想的抗菌作用，非常适合夏季食用。

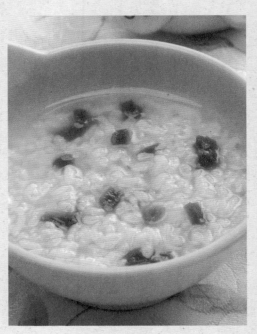

扁豆薏米粥

材料 薏米60克，扁豆20克，大米80克。
做法

1. 扁豆挑净杂质，洗净，浸泡4小时；薏米淘洗干净，浸泡4小时；大米淘洗干净，浸泡30分钟。
2. 锅置火上，加适量清水烧开，下入扁豆、薏米和大米，用大火烧开，转小火煮至米、豆熟烂。

养生功效

　　扁豆可辅助调养暑湿吐泻，常用于化湿、消暑。薏米可去湿、健脾，盛夏适量多吃些薏米可以及时补充高温下的体力消耗，还可起到增强免疫力的作用。

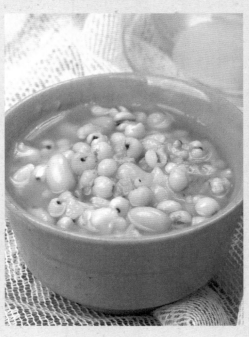

秋季养生

秋季气候凉爽干燥，燥为秋的主气，中医认为，秋燥易伤肺，若秋季伤害了肺气，到了冬季就要生病，所以秋季饮食应以滋阴润肺为主。另外，初秋免不了出现"秋老虎"的炎热天气，这种天气很容易令人心情烦躁，故应积极防范"情绪中暑"。

推荐食物

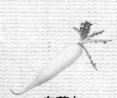

白萝卜
能滋阴润肺，保养肺部

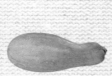

南瓜
润肺，保护呼吸器官，预防哮喘

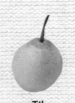

梨
生津止渴，止咳化痰，清热降火

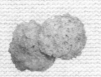

银耳
润肺去燥滋阴

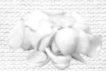

百合
防秋燥，清肺热，安神

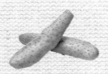

山药
益气养阴，补肺，养脾健胃

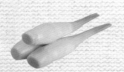

茭白
秋茭出水白如玉

玉米
白露玉米，滋阴润肺养脾胃

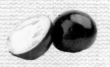

茄子
吃了十月茄，饿死郎中爷

慎食食物

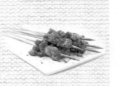

烧烤
油腻辛辣，容易加重高发的腹泻

酒
性燥热，味辛辣，加重秋燥感

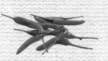

尖辣椒
刺激性强，容易导致上火、嗓子不舒服等

防病祛病食疗方

银耳百合羹

材料 银耳 15 克，鲜百合 30 克，枸杞子 5 克。

调料 冰糖少许。

做法

1. 银耳用清水泡发，择洗干净，撕成小朵；鲜百合剥去枯黄的花瓣，分瓣，洗净；枸杞子洗净浮尘。

2. 锅置火上，放入银耳和适量清水，大火烧开后转小火煮至汤汁浓稠，下入鲜百合和枸杞子略煮，加冰糖煮至化开即可。

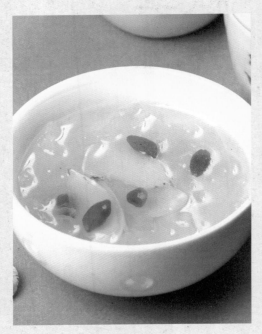

蜂蜜萝卜汁

材料 白萝卜 500 克。

调料 蜂蜜 10 克。

做法

1. 白萝卜择洗干净，切小丁，放入家用榨汁机中榨汁。

2. 将榨取的白萝卜汁倒入大杯中，加蜂蜜搅拌均匀即可。

> **养生功效**
>
> 蜂蜜能润燥，很适合秋天食用；另外，白萝卜入肺，可以强健肺功能，既能止咳，又能润燥。白萝卜榨汁后与蜂蜜一起饮用，能强健肺功能，有润肺、止咳、化痰的作用。

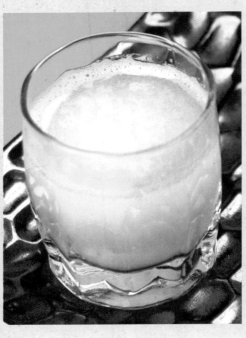

冬季养生

冬季天气寒冷，中医认为：寒邪易伤肾阳，所以冬季饮食养生应以护肾、补肾为主。另外，冬季寒冷干燥，饮食调理应以"保阴潜阳"为基本原则，即增加热量的供给，以抵御寒冷。

推荐食物

鸡蛋
提供热量，抵抗严寒

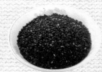

黑芝麻
有补益肾脏、填精补髓的作用

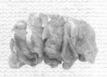

羊肉
适合手脚经常冰凉的人

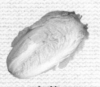

白菜
预防口角炎、口腔溃疡等不适

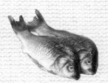

鲫鱼
温肾阳，来年阳气长

萝卜
神奇小人参，吃了活百岁

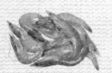

虾
补肾壮阳，营养美味

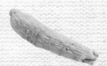

人参
冬日进补最佳食材

黑豆
养肾固精还暖身

慎食食物

西瓜
性凉，容易造成肠胃疾病

啤酒
性寒凉，损伤人体阳气

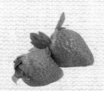

草莓
反季节，可能用了催熟剂，会影响人的正常发育

防病祛病食疗方

滑蛋牛肉粥

材料　糯米 100 克，牛瘦肉 50 克，鸡蛋 1 个。

调料　葱花 10 克，盐 4 克，料酒、酱油各 5 毫升，胡椒粉、鸡精各 2 克，香油 3 克。

做法

1. 糯米洗净，浸泡 4 小时；牛瘦肉洗净切片，加盐、料酒、酱油、香油、胡椒粉腌 10 分钟；鸡蛋磕入碗中，打散。

2. 锅置火上，倒入适量清水烧开，下入糯米煮至八分熟，放入牛肉片煮熟，淋入鸡蛋液搅成蛋花，煮至糯米熟透，加鸡精调味，淋上香油，撒上葱花即可。

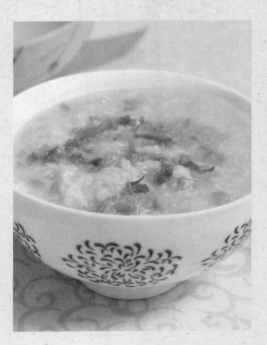

猪腰小米粥

材料　小米 100 克，猪腰 50 克。

调料　盐、葱末、姜片各适量。

做法

1. 小米洗净；猪腰除筋去膜，洗净，切片，用盐抓匀，用水冲净，反复两次。

2. 锅内放入小米与适量清水，放入葱末、姜片，用大火煮沸后转小火，放入猪腰片，熬煮至粥熟，加盐调味即可。

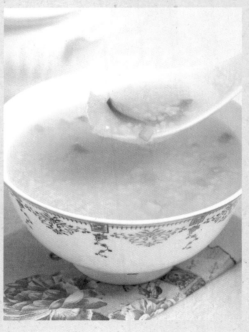

养生功效

猪腰也叫猪肾，含有蛋白质、脂肪、糖类、钙、磷、铁和维生素等，具有健肾补腰、和肾理气的作用，适合冬季滋补食用。

对症饮食宜忌速查表

病症	宜吃食物	不宜食物
高血压	黄豆、冬菇、杏仁、核桃仁、海蜇、土豆、竹笋、瘦肉、黑木耳、绿豆、南瓜、杏干、梅干、葡萄干、香蕉、哈密瓜、樱桃、芒果、橘子、柳橙、木瓜、海带、白菜、烤红薯	白酒、蛋黄、动物内脏、肥肉、狗肉、胡椒、鸡肉、辣椒、人参、咸菜、鸭蛋、猪油
糖尿病	豆制品、鳝鱼、苦瓜、南瓜、黄瓜、丝瓜、冬瓜、扁豆、枸杞子、百合、荸荠、芹菜、油菜、菠菜、柚子、樱桃	桃、葡萄、山楂、哈密瓜、蜜枣、柿饼、桂圆、糖、白酒、冰激凌、动物内脏、肥肉、果汁、糕点、黄油、蜜饯、鸭蛋、猪肝、猪油
高脂血症	黄豆、绿豆、扁豆、芸豆、红豆、甲鱼、鲫鱼、鲳鱼、苹果、橘子、山楂、韭菜、洋葱、大葱、大蒜、番茄、香菇、紫菜、芹菜、海带、玉米	白酒、白糖、蛋黄、动物内脏、肥肉、虾、咸菜、蟹黄、巧克力、糖果、鸭蛋、鱼子、猪油
冠心病	牛肉、黄鱼、小米、玉米、豆类、豆制品、红枣、核桃仁、橘子、柠檬、酸奶、鸡蛋、韭菜、芹菜、茄子、洋葱、黑木耳、油菜、番茄、香菇	贝类、蛋黄、动物脑、动物骨髓、动物内脏、动物油、肥肉、酒、巧克力、糖、鱼子
动脉硬化	豆浆、牛奶、黄豆、辣椒、姜、大蒜、茄子、黑木耳、燕麦、红薯、山楂、茶、海鱼、蜜橘	蛋黄、动物内脏、动物油、肥肉、酒、膨化食品、巧克力、糖、油炸食品
骨质疏松	排骨、脆骨、虾皮、海带、发菜、黑木耳、核桃仁、牛奶、鸡蛋、鱼、鸡肉、瘦肉、豆类、菠菜、油菜、卷心菜、白萝卜	茶、咖啡、辣椒、肥肉、猪油、油炸食品

续表

病症	宜吃食物	不宜食物
痛风	牛奶、酸奶、鸡蛋、鸭蛋、土豆、红薯、白菜、卷心菜、茼蒿、芹菜、番茄、茄子、瓜类、苹果、香蕉、葡萄、梨、金橘	动物内脏、鹅肉、鱼肉、鸽肉、酒、鱼子、海鲜、豆制品
咽炎	黑芝麻、山药、银耳、冬瓜、丝瓜、南瓜、银杏、莲子、柚子、佛手柑、苹果、梨、白萝卜、芥菜、桂花	爆米花、大蒜、大葱、黄鱼、鸡肉、狗肉、鹅肉、虾、羊肉、桂皮、胡椒、韭菜、辣椒、桂圆、螃蟹、人参
支气管炎	鹌鹑蛋、海蜇、豆腐、山药、银耳、冬瓜、丝瓜、南瓜、银杏、莲子、柚子、苹果、梨、白萝卜	海鱼、虾、蟹、肥肉、猪油、油炸食品、红薯、土豆、韭菜、辣椒、胡椒、茴香、芥末、冷饮、碳酸饮料
腹泻	鹌鹑、乌鸡、石榴、苹果、红枣、苋菜、姜、山药、扁豆、红豆、板栗、榛子仁、莲子、薏米、糯米	火腿、香肠、梨、菠萝、果冻、韭菜、辣椒、茄子、芹菜、生菜、丝瓜、四季豆、玉米、酒
胃炎	豆浆、豆腐、猪大肠、猪肚、羊杂、海带、牛奶、莲藕、芋头、玉米、山药、白菜、苋菜、菠菜	肥肉、螃蟹、咖啡、苦瓜、辣椒、桂圆、猕猴桃、菠萝、柿子、西瓜、鸭蛋、洋葱
肝炎	牛奶、鸡蛋、豆腐、豆浆、鸡肉、瘦肉、鱼类、牡蛎、香菇、芝麻、红枣、新鲜蔬菜及水果	蛋糕、动物内脏、肥肉、咖喱、罐头食品、大葱、胡椒、芥末、酒、辣椒、蜜饯、糖果、虾、咸鱼、咸菜
脂肪肝	豆浆、牛奶、鸡蛋、豆腐、菠菜、莴苣、绿豆芽、黄豆、黑豆、红豆、豇豆、橙子、金橘、梨、柠檬	蛋黄、肥肉、咖喱、胡椒、酒、辣椒、巧克力、糖、甜点、油炸食品、鱼子
胆囊炎	鱼类、瘦肉、虾、牛奶、豆制品、青菜、菠菜、菜花、萝卜、香菇、黑木耳	动物内脏、蛋黄、鱼子、鱿鱼、芹菜、玉米、猪排、牛排、炸鸡、薯条、薯片、油条、冰激凌、冰镇饮料

续表

病症	宜吃食物	不宜食物
头痛	米饭、土豆、饼干、面包、樱桃、杨梅、梨、芦笋、甜菜、油菜、生菜、菠菜、空心菜、黄瓜	啤酒、葡萄酒、香槟、白酒、咖啡、茶、可乐、全脂牛奶、奶酪、羊奶、优酪乳、盐、辛辣刺激性调料
发热	金银花、荷叶、薄荷、菊花、橄榄、红薯、荸荠、梨、萝卜、绿豆、西瓜、甘蔗、胖大海、罗汉果	白酒、茶、动物内脏、肥肉、蜂蜜、辣椒、冷饮、人参、蒜、虾、咸菜、猪油
感冒	姜、大蒜、绿豆、莲藕、醋、胡椒、花椒、大米粥、洋葱、南瓜、青菜、菠菜、黄花菜、莴苣、绿豆芽、红豆、黄芽菜、豇豆、橙子、金橘、梨、柠檬、杏、桃、樱桃、山楂	糯米、海鱼、虾、螃蟹、辣椒、石榴、乌梅、甜点、鸭肉、羊肉、桂圆、枸杞子
咳嗽	豆浆、无花果、白萝卜、梨、金橘、百合、山药、莲子、姜、芹菜	蚌肉、狗肉、桂皮、胡椒、李子、螃蟹、柿子、石榴、桃、香蕉、樱桃
牙痛	牛奶、瘦肉、猪肝、虾皮、蛋黄、黄豆、山药、胡萝卜、萝卜、菠菜、白菜、梨、菠萝、橘子、绿豆汤、绿茶、枸杞子	薯条、薯片、糙米、花生仁、葵花子、杏仁、腰果、开心果、榛子仁、辣椒、大蒜、大葱、姜、花椒、胡椒、咖喱、烈酒
口腔溃疡	猕猴桃、胡萝卜、芹菜、卷心菜、绿茶、红茶、薄荷、柠檬、红枣、牛奶	薯条、薯片、花生仁、杏仁、腰果、辣椒、大蒜、大葱、姜、花椒、胡椒、冰镇饮料
鼻炎	莲藕、苦瓜、山楂、乌梅、薏米、糙米、玉米、小米、芡实、扁豆、红豆、莲子	杨梅、话梅、醋、橘子、青苹果、狗肉、羊肉、肥肉、动物油、鱼子、白酒、萝卜、辣椒、大蒜
便秘	蜂蜜、核桃仁、芝麻、罗汉果、葵花子、香蕉、西瓜、猕猴桃、番茄、白菜、萝卜、芹菜、芥菜、竹笋、苋菜、甘蔗、土豆、红薯	板栗、咖喱、羊肉、牛肉、狗肉、胡椒、酒、咖啡、辣椒、荔枝、莲子、浓茶、糯米、柿子

续表

病症	宜吃食物	不宜食物
贫血	猪瘦肉、羊肉、牛肉、猪肝、猪血、鸡肝、红糖、鲫鱼、鲢鱼、虾、黑豆、黑芝麻、黑木耳、海带、番茄、胡萝卜、南瓜、苋菜、山楂、红枣、桂圆	茶、大蒜、动物内脏、肥肉、韭菜、荞麦、蒜苗、杏仁、洋葱、猪油
低血糖	红糖、红枣、葡萄、柑橘、樱桃、荔枝、红薯、坚果、燕麦、油菜、菠菜、菠萝	啤酒、葡萄酒、白酒、咖啡、汽水、玉米片、通心粉
失眠	牛奶、羊奶、蜂蜜、猪心、猪肝、牛肝、黄豆、黑豆、桂圆、莲子、红枣、核桃仁、百合、蛋黄、灵芝、鲤鱼、黄鱼、冬瓜、菠菜、橘子	菜心、肥肉、芥末、酒、咖啡、辣椒、年糕、浓茶、巧克力、生蒜、油炸食品、玉米
消化不良	燕麦、山楂、苹果、梨、香蕉、坚果、番茄、白萝卜、芹菜、陈皮	海鲜、肥肉、甲鱼、红薯、蚕豆、青豆、芹菜、韭菜、芋头、饮料、糯米
肥胖	燕麦、玉米、荞麦、糙米、酸奶、苹果、芦荟、萝卜、芹菜、冬瓜、黄瓜、苦瓜、红薯、土豆、魔芋、南瓜、竹笋、蕨菜、生菜、海带	肥肉、动物油、油炸食品、红薯、糖果、糕点、巧克力、奶油、杏仁、腰果、葵花子
水肿	胡萝卜、黄瓜、芋头、白菜、红豆、玉米须、冬瓜	盐、咸鱼、咸菜、红薯、土豆、洋葱、糯米
关节炎	核桃仁、板栗、山楂、枸杞子、菊花、桂圆、韭菜、丝瓜、猪瘦肉、狗肉、鸡肉、牛肉	鱿鱼、鱼子、蛋黄、肥肉、动物油、动物内脏、油炸食品、奶酪、牛奶、巧克力、海带、紫菜、贝类、虾、螃蟹
痔疮	燕麦、全麦面包、糙米、红豆、黑芝麻、竹笋、蜂蜜、芹菜、菠菜、韭菜、黄花菜、茭白	辣椒、胡椒、花椒、大蒜、白酒、肥肉、羊肉、狗肉、芥末、咖喱、熏肉、芒果、榴莲

续表

病症	宜吃食物	不宜食物
痤疮	橘子、香蕉、桃、柚子、红枣、樱桃、豆类及豆制品、白菜、茄子、丝瓜、莲藕、海带、银耳、薏米、黑芝麻、葵花子、核桃仁、花生仁	肥肉、羊肉、狗肉、海鱼、虾、螃蟹、海带、紫菜、海参、辣椒、韭菜、姜、洋葱、大蒜、花椒、胡椒、芥末
脱发	瘦肉、牡蛎、带鱼、鲤鱼、虾、蛋黄、黑豆、黑芝麻、核桃仁、葵花子、杏仁、胡萝卜、红薯、芹菜、菠菜、海带、紫菜、猕猴桃、桃、橘子、木瓜、菠萝、芒果、何首乌	肥肉、羊肉、狗肉、动物油、动物内脏、油炸食品、巧克力、冰激凌、糖果、白酒
脚气病	动物肝脏、鸡肉、鸡蛋、鲫鱼、鳝鱼、鱿鱼、蛤蜊、牛奶、番茄、芹菜	螃蟹、虾、鸭肉、蚕蛹、鸡蛋、鸭蛋、南瓜、荸荠、甜瓜、大蒜、白酒
阳痿	羊肉、狗肉、狗鞭、狗肾、鹿鞭、甲鱼、山药、冬虫夏草、枸杞子、鹿茸、海参、蛤蜊、泥鳅、海带、韭菜、菜花、花生仁、松子仁、芝麻	冷饮、性质寒凉食物、辣椒、大葱、大蒜、白酒、萝卜、芥菜、胡椒、茴香、山楂
遗精	羊肉、狗肉、羊肾、猪腰、鱼子、牡蛎、甲鱼、鹿茸、鸽蛋、山药、韭菜、洋葱、莴苣、香菇、松子仁、栗子、芝麻、榛子仁、桑葚、草莓	辛辣调料、各种冷饮、豆类、豆制品、性质寒凉食物、红枣、桂圆、酒、醋
前列腺炎	鸭肉、乌鸡、猪肉、鲤鱼、银鱼、黄鱼、鲈鱼、冬瓜、南瓜、黄瓜、萝卜、苦瓜、白菜、海带、荸荠、苹果、葡萄、猕猴桃、板栗、绿茶	大蒜、胡椒、芥末、酒、咖啡、辣椒、大葱、姜
痛经	香菜、胡萝卜、苋菜、菠菜、黑豆、红枣、龙眼肉、猪肝、猪心、羊肝、牛肝、鸡肝、鱼肉	各种冷饮、绿豆、冬瓜、黄瓜、竹笋、海带、丝瓜、肥肉、动物油脂、油炸食品、鱼子、奶酪、杨梅、话梅、醋、橘子、杏

续表

病症	宜吃食物	不宜食物
月经不调	牛奶、鸡蛋、鹌鹑蛋、牛肉、羊肉、冬瓜、海带、卷心菜、海参、菠菜、荔枝、胡萝卜、柚子、苹果、红花、百合、芡实、薏米、黑木耳、香菇、山药、当归	肥肉、咖啡、辣椒、冷饮、酒、浓茶、大蒜、西瓜、咸鱼、香瓜
盆腔炎	谷类、豆类及其制品、瘦肉、动物肝脏、鸡蛋、鹌鹑蛋、鲫鱼、鲤鱼、甲鱼、海带、紫菜、白菜、芦笋、芹菜、菠菜、黄瓜、冬瓜、香菇、苹果	羊肉、狗肉、牛肉、桂圆、肥肉、油炸食品、白酒、咖啡、浓茶、洋葱、姜、大蒜、辛辣调料
乳腺增生	黑豆、黄豆、核桃仁、黑芝麻、黑木耳、香菇、红枣、菜花、菠菜、冬瓜、小白菜、胡萝卜、番茄	油炸食品、肥肉、冷饮、巧克力、浓茶、咖啡、辣椒、香肠、动物油、辛辣调料
产后少乳	排骨、猪蹄、鲫鱼、油菜、芹菜、雪里蕻、荠菜、莴苣、小米、玉米、豆制品、鸡蛋、牛奶	冬瓜、黄瓜、绿豆、番茄、苦瓜、西瓜、冷饮、肥肉、动物油、奶酪、炸鸡、炸薯条、薯片

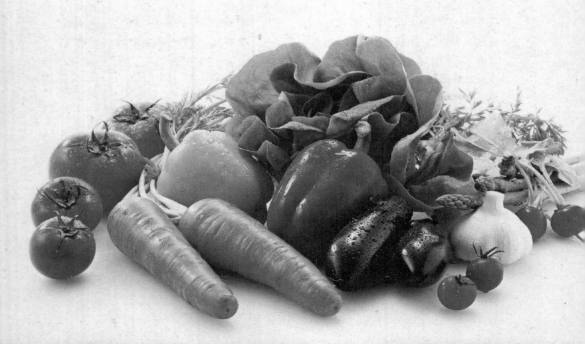